VENÇA A ALERGIA

Biblioteca "SAÚDE" - 13
Volumes publicados

1. Controle sua Pressão — W. A. Brams
2. Vença o Enfarte — W. A. Brams
3. Glândulas, Saúde, Felicidade — W. H. Orr
4. Cirurgia a seu Alcance — R. E. Rotenberg
5. Ajude seu Coração — Vários autores
6. Saúde e Vida Longa pela Boa Alimentação — Lester Morrison
7. Guia Médico do Lar — Morris Fishbein
8. Vida Nova para os Velhos — Heins Woltereck
9. Coma Bem e Viva Melhor — Ancel e Margaret Keys
10. O Que a Mulher Deve Saber — H. Imerman
11. Parto sem Dor — Pierre Vellay
12. Reumatismo e Artrite — John H. Bland
13. Vença a Alergia — Harry Swart
14. Manual de Primeiros Socorros — Hoel Hartley
15. Cultive seu Cérebro — Robert tocquet
16. Milagres da Novacaina — Henry Marx
17. A Saúde do Bebê antes do Parto — Ashley Montagu
18. Derrame - Tratamento e Prevenção — John E. Sarmo e Marta T. Sarmo
19. Viva Bem com a Coluna que Você Tem — José Knoplich
20. Vença a Incapacidade Física — Howard A. Rusk
21. O Bebê Perfeito — Virginia Apgar e Joan Beck
22. Acabe com a Dor — Roger Dalet
23. Causas Sociais da Doença — Richard Totman
24. Alimentação Natural - Prós & Contras — Maria C. F. Boog
25. Dor de Cabeça - Sua Origem/ Sua Cura — Denise G. da Motta e Avany X. Bon Claude Loisy e Sidney Pélage
26. O Tao da Medicina — Stephen Fulder
27. Chi-Kong - Os Exercícios Chineses de Saúde — G. Edde
28. Cronobiologia Chinesa — Gabriel Faubert e Pierre Crepon
29. Nutrição e Doença — Carlos Eduardo Leite
30. A Medicina Nishi — Katsuso Nishi
31. Endireite as Costas — José Knoplich
32. Medicinas Alternativas — Vários autores
33. A Cura pelas Flores — Aluizio J. R. Monteiro
34. Domine seus Nervos — Claire Weekes
35. A Medicina Ayur-Védica — Gérard Edde
36. Prevenindo a Osteoporose — José Knoplich
37. Salmos para a Saúde — Daniel G. Fischman
38. Alimentos que Curam — Paulo Eiró Gonçalves
39. Plantas que Curam — Sylvio Panizza
40. Tudo sobre a Criança — Paulo Eiró Gonçalves – Organizador
41. Sucoterapia — Giovanna C. Bemini

42. Quando Não Há Médico — Katsuzu Nisshi
43. Nutrição e Saúde (A Terapia por meio dos Alimentos) — Giovanna C. Bemini
44. O Poder das Ervas (Vida Natural) — André Rezende
45. Saúde e um Estilo de Vida — Paulo G. Freitas
46. Saúde e Vida Longa — Artenio Olivio rechter
47. Emagrecer é Só Querer — André Rezende
48. Almanaque do Brasileirinho - Como Combater a Fome e a Destruição Conservando o Meio Ambiente — André Rezende
49. Comunicação Saudável com o Paciente — Dina Azrak
50. Como perder a Barriga — Dr. Joaquim Martins Júnior
51. Stress – A Tensão da Vida — Hans Selye

HARRY SWARTZ

VENÇA A ALERGIA

O QUE É A ALERGIA E O QUE FAZER CONTRA ELA

Tradução de JOSÉ REIS

São Paulo | 2020

Copyright 1949, 1960 by Harry Swartz, M. D. A presente tradução foi feita a partir da edição revista e aumentada, publicada em 1960.

Título do original: **Allergy**

Direitos exclusivos para a língua portuguesa
IBRASA
Instituição Brasileira de Difusão Cultural Ltda.
Rua Ouvidor Peleja, 610 – Tel. (11) 3791.9696
e-mail: ibrasa@ibrasa.com.br – home page: www.ibrasa.com.br

Nenhuma parte desta obra poderá ser reproduzida, por qualquer meio, sem prévio consentimento dos editores. Excetuam-se as citações de pequenos trechos em resenhas para jornais, revistas ou outro veículo de divulgação.

Tradução: José Reis
Editoração Eletrônica: Miolo | Capa: Armenio Almeida

Dados Internacionais de Catalogação na Publicação (CIP)
(Câmara Brasileira do Livro, SP, Brasil)

W977v   SWARTZ, Harry.

Vença a alergia: o que é a alergia e o que fazer contra ela. / Harry Swartz; tradução de José Reis. – São Paulo : IBRASA, 2020.

298 p. (Biblioteca Saúde, n. 13)

ISBN 978-85-348-0374-8

1. Imunologia. 2. Alergia. 3. Saúde. I. Título. II. Série.

CDU 616-056.3

Vivian Riquena CRB 8/7295

Imunologia: 612.17
Medicina: 616
Alergia: 616.056.3

IMPRESSO NO BRASIL - PRINTED IN BRAZIL

Para minha esposa
Eve Sutton Swartz

Nada existe de peculiar ou raro a respeito da natureza, mas sim a respeito de nosso conhecimento, que é mísero alicerce em que fundamentar nossas regras e que nos representa imagem mui falsa das coisas.

Montaigne

Sumário

Prefácio 11
Introdução 15
Capítulo 1 — Que Idade Tem a Alergia? 19
Capítulo 2 — A Descoberta 31
Capítulo 3 — Cunhando a Palavra 41
Capítulo 4 — Homem e Animal 51
Capítulo 5 — Alergia Atópica e Não-Atópica 61
Capítulo 6 — Drogas, Óleos e Agentes Infectuosos 69
Capítulo 7 — Agentes Físicos: Calor, Frio, Luz 81
Capítulo 8 — Histamina ou Substância H 91
Capítulo 9 — Padrões de Personalidade 105
Capítulo 10 — Alergia e Doença em Geral 131
Capítulo 11 — A Ideia Mais Nova 143
Capítulo 12 — Agentes Ofensivos Secundários 155
Capítulo 13 — Os Tipos Comuns de Alergia 167
Capítulo 14 — Tipos Menos Comuns de Alergia 189
Capítulo 15 — Que Fazer com a Alergia? 213
Capítulo 16 — Drogas e Auxílios Outros 231
Capítulo 17 — "Curas" 251
Capítulo 18 — Indústria e Alergia 259
Capítulo 19 — Controle 271
Capítulo 20 — A Recente Organização do "Controle .. 277
Glossário 283

Prefácio

Vai-se tornando cada vez mais evidente ser apenas superficial a separação de. campos especiais da ciência, sendo virtuais, e não reais, os limites entre as especialidades. Todas, na natureza, são relacionadas entre si e existem como unidade. Só hoje, porém, estão os cientistas aceitando como verdade este ponto de vista mais largo e tentando correlacionar as diversas ciências básicas a fim de tornar clara a relação dinâmica que elas apresentam. A linguagem altamente especializada que cada ciência desenvolveu e que frequentemente tem servido de barreira à mútua compreensão entre cientistas de campos diferentes, vai-se simplificando e integrando, de modo que o que é básico em todos os campos do conhecimento será facilmente apreendido por todos os homens.

O fermento deste progresso é especialmente claro na medicina. Nas últimas décadas desenvolveu-se a concepção do ser humano como uma totalidade de partes dinamicamente relacionadas, que se acham em constante reação com o mundo que as circunda. Esta concepção trouxe para dentro do escopo do médico a sociologia, a antropologia, a psicologia, a economia, as várias ciências aplicadas à tecnologia e à indústria, e a estética. Daí resulta que o próprio conceito de moléstia humana se acha em processo de alteração. Não é mais adequado ter o especialista médico conhecimento pormenorizado da parte, do órgão ou do sistema a que presta especial atenção. Cada vez mais se lhe torna necessário familiarizar-se com o paciente como um todo dinâmico e reconhecer a relação entre a doença e o papel do paciente na vida.

Este livro mostra como se originou e desenvolveu a especialidade da alergia. Revela as várias influências atuantes no progresso da concepção de alergia e a razão pela qual atualmente esta concepção é limitada e confinada. E finalmente leva essa concepção alguns passos mais para diante, logicamente, à luz do novo conhecimento não isolacionista.

Gostaria eu de deixar claro que na formulação do conceito mais amplo e mais dinâmico de alergia utilizei não apenas minha própria experiência, nesse terreno, mas também os trabalhos e ensinamentos de numerosos médicos e cientistas. Desejo ainda salientar que, embora haja extraído blocos de conhecimento de muitas pessoas, a arquitetura e a estrutura finais são de meu próprio desenho e talvez não agrade a todas elas. Não obstante, quero exprimir minha gratidão e minha dívida a tais pessoas.

Embora não seja possível mencioná-las todas, uma por uma, é com prazer que registro algumas: Dr. R. A. Cooke, chefe do Departamento de Alergia do Roosevelt Hospital, Cidade de Nova Iorque, cujas contribuições no campo da alergia, desde os seus primeiros dias, são inúmeras; Dr. W. T. Vaughan, de Richmond, Virginia, cujos abundantes escritos sobre alergia são ao mesmo tempo informativos e estimulantes ao mais alto grau; Dr. A. F. Coca, de Nova Iorque, um dos mais antigos pesquisadores norte-americanos no terreno da alergia e autor de provocantes livros e artigos; Dr. P. Klemperer, patologista do Mt. Sinai Hospital, Cidade de Nova-Iorque, cuja obra sobre a patologia da alergia é das mais esclarecedoras; Dr. A. R. Rich, do Johns Hopkins Medical College, Baltimore, Maryland, cujas pesquisas e cujos escritos sobre aspectos alérgicos de várias doenças bacterianas preenchem importante lacuna na compreensão então da natureza fundamental da alergia; Dr. T. M. French e Dr. F. Alexander, de Chicago, Illinois, cujas monografias sobre a relação entre perturbações emocionais e asma são definitivas; e especialmente o Dr. M. V. Sevag, da Universidade da Pensilvânia, cujo livro Immuno-Catalysis, publicado por Charles C. Thomas, é empolgante por suas implicações.

Nova Iorque
Setembro de 1959
HARRY SWARTZ

Introdução

A ALERGIA sempre fascinou os homens, desde que dela ouviram falar pela primeira vez. Como nenhuma outra palavra cunhada pelos médicos, martelou a imaginação humana e é agora comumente usada em seu sentido vernacular. Comediantes de televisão, rádio, cinema e palco usam-na em suas tiradas, assim como os políticos em seu falatório. Lá pelos meados da década de 1930 Ogden Nash imortalizou a palavra em versos a que chamou "A Alergia Encontrou um Urso". É uma palavra comum, usada quer na troça da conversa diária, quer a sério.

Que queremos dizer quando afirmamos que "Ele é alérgico ao trabalho", "Sou alérgico a minha mulher", "Eles são alérgicos à boa música"? Após um momento de reflexão é fácil perceber que se usa "alergia" para conotar uma reação contra algo, devida a causa misteriosa. Pois este último aspecto da alergia, o misterioso, é que salteou a imaginação e dela tomou conta. Também por esta razão é que a alergia adquiriu certo aspecto humorístico. Ao desconhecido, ao misterioso e ao não entendido muitas vezes se dá um novo sentido engraçado a fim de que percam a ameaça de que se revestem.

Para muitos milhões de pessoas neste país nada existe, entretanto, de cômico na alergia. Sua saúde e até mesmo sua vida podem ser atacadas por ela. Talvez lhes seja necessário mudar de ocupação ou de residência, ou de ambos, por causa dela. Podem ser totalmente invalidados pela alergia ou ser de tal modo perturbados por ela, que a vida se lhes torne constante sofrimento.

As próprias pessoas que sofrem de alergia não percebem, na maioria das vezes, a causa de sua infelicidade. Nenhuma outra parcela da humanidade aflita tem sido vítima mais ávida das "curas" populares. Ainda recentemente, quando os jornais anunciaram com muita fanfarra em todo o país diversos remédios contra a alergia, as prateleiras das farmácias se esvaziaram em poucos dias.

Não se pode afirmar que uma pessoa jamais sofrerá de alergia porque até agora não manifestou sinais dela. É convicção que cada vez mais se difunde entre alergistas e pessoas diretamente ligadas à pesquisa sobre alergia, ser a reação alérgica comum a todas as pessoas, diferindo de uma para outra apenas quanto à intensidade.

Dez por cento dos habitantes dos Estados-Unidos sofrem de alguma das formas principais de alergia. Cinquenta por cento sofrem, em alguma época, da forma menos importante do mal. E a alergia é, todavia, um dos campos mais novos da medicina. Foi no começo do século que o conceito surgiu. Muito se tem feito quanto ao desenvolvimento do conhecimento nesse terreno, muito se está fazendo diariamente, mas ainda há muito que aprender. Apesar dos artigos de revistas e jornais que aparecem ano após ano, apesar de um punhado de livros populares, poucos dos conceitos básicos atingiram o público, reaparecendo constantemente os mesmos erros de conceituação.

A fim de esclarecer esses assuntos é que escrevemos este livro. E, como em toda boa história, precisamos de um pequeno fundo histórico que nos prepare para nos concentrarmos nos personagens importantes da narrativa — os alérgicos e os possíveis alérgicos.

Capítulo 1

Que idade tem a alergia?

NÃO SABEMOS desde quando a alergia aflige a humanidade. Os fósseis registram doenças ósseas que ainda hoje atacam o homem. As múmias egípcias revelam tecido pulmonar bem conservado que mostra tuberculose; deformidades musculares indicam a paralisia infantil; em cadáveres petrificados encontraram-se indícios de doença renal e cardíaca. Pelos restos dos passados séculos sabemos algo das doenças que atacaram o homem pré-histórico e os primeiros civilizados, mas até agora não se revelou entre esses registros algum que patenteie a existência de alergia, principalmente porque esta é uma distorção de função em vez de alteração da estrutura da parte atingida.

Há falta de referência à alergia nos escritos dos médicos e historiadores dos tempos antigos, que escreveram profusa e não raro argutamente a respeito de numerosas doenças. A tuberculose, a doença cardíaca, a malária, as perturbações renais e muitas afeções cutâneas eram bem conhecidas nas épocas passadas e constituíam fatos tão comuns da vida diária, que muitas vezes penetraram nos escritos de pessoas que não eram médicas, como poetas, dramaturgos e historiadores. Mas de alergia mal se encontra um sussurro. A primeira referência que se pode atribuir à alergia encontra-se num tratado médico de 1565.

Considerando que milhões de criaturas em todas as partes do mundo sofrem de alergia, e que esta é geralmente produzida por coisas comuns que se encontram em nosso ambiente, como pólen vegetal, alimentos, têxteis — os quais também eram comuns no ambiente do homem primitivo — torna-se verdadeiro desafio a nossa curiosidade a falta de referência histórica. Também sabemos hoje que grande percentagem de alergias é herdada. Por que, então, se silencia a história a respeito de tão comum afeção?

Há pelo menos duas teorias bem definidas para explicar esta ausência de referência histórica à alergia.

A primeira teoria afirma que a alergia é doença nova, que se desenvolveu exclusivamente com a civilização. Ela só teria aparecido quando o mundo se tornou tão complexo que, de repente, começou a ocorrer dentro do homem alguma alteração fundamental, obrigando-o a reagir de maneira incomum (alérgica) ao ambiente.

A noção de ser a alergia uma doença nova é certamente superficial. Seus adeptos não levam em conta ser ela em muitos casos hereditária, o que está hoje bem estabelecido. Teria a estrutura do homem mudado tão radicalmente que, de súbito, ele começasse A herdar a alergia? Jamais ocorreu outra alteração básica semelhante a esta. Por outro lado, o pólen vegetal, causa provada de diversas formas de alergia, é mais velho que a civilização. Encontraram-se fósseis de plantas, árvores e seus respectivos polens, que existiram há muitos milhões de anos. Interessante exemplo é uma árvore, a Cycadoeidea etrusca, pertencente ao Período Jurássico. Parece que o tronco foi achado pelos etruscos nas argilas dos montes Apeninos, há mais de quatro mil anos, e colocado por eles em um de seus mausoléus em Marzabotto, com outros objetos que reverenciavam. Em 1892 a Cycadoeidea foi descoberta pelos arqueólogos, tendo-se então descrito os grãos de pólen que se encontraram. A árvore fóssil acha-se hoje no museu de Bolonha.

Cientificamente inválida é a hipótese de haver o homem de repente adquirido uma nova reação a velho material. A afirmação de ser a alergia uma doença nova é, pois, errônea, mas contém uma sugestiva verdade: à medida que a sociedade se torna mais complexa, o homem entra em contato com quantidade cada vez maior de substâncias que não encontrava numa sociedade mais simples. Materiais industriais brutos circulam livremente pelo mundo e materiais sintéticos novos, de todo tipo, causam número cada vez maior de formas novas de alergia.

A segunda teoria a respeito do silêncio da história em torno da alergia sustenta que, embora o homem haja sofrido de alergia desde o começo dos tempos, não era a doença, todavia, identificada como tal, nem tão comum, e os registros médicos eram imperfeitos, sendo quase impossível a comunicação entre os médicos por falta de transporte adequado para vencer as distâncias do mundo primitivo.

A segunda teoria é certamente mais sustentável do que a primeira. Sendo na maioria dos casos hereditária, deve a alergia ter perseguido os homens através da história. Como pode atacar praticamente todos os órgãos — o nariz na febre do feno, os pulmões na asma, o cérebro na enxaqueca, a pele no eczema — os médicos do passado não possuíam conhecimento bastante para ver além do sintoma e apreender a causa subjacente. A concepção dos processos mórbidos, até o meado do século XIX, era mística e baseada na filosofia em vez da ciência. A alergia era menos comum nos velhos tempos, provavelmente por duas razões. Em primeiro lugar, a febre do feno e a asma estacionai, uma de cujas causas é a tasneira ou erva-de-santiago, () são mais frequentes nos Estados Unidos, localização relativamente nova da história humana. A tasneira jamais existiu na Europa, sede muito mais antiga da história humana. A febre do feno e a asma sazonal são causadas por árvores e capins na Europa e sua incidência é muito menor do que a variedade provocada pela tasneira. Em segundo lugar, como já se disse a respeito da primeira teoria, o crescente artificialismo do ambiente humano, em consequência da tecnologia, põe o homem em contato cada vez maior com materiais estranhos ou recém-criados. Com o aumento de nossos conhecimentos e a conquista cada vez mais acentuada da natureza e sua utilização para o conforto e maior facilidade da vida, os novos materiais muitas vezes acarretam aumento da frequência da alergia.

Embora ambas as teorias esclareçam até certo ponto o aumento da alergia em nossa época, não explicam o silêncio dos historiadores médicos e não médicos a respeito da alergia nos tempos antigos. Agentes ofensivos, como pólen, poeira, alimentos e vestuário, sempre constituíram parte do ambiente do homem. Algumas formas crônicas da alergia facilmente poderiam ter passado despercebidas, mas quando pensamos nos aspectos dramáticos da febre do feno — a súbita recorrência anual de espirros, corrimento nasal e ocular, assim como sua súbita cessação — é difícil compreender como possam elas ter passado despercebidas.

Por meio de interpretação muito livre do estilo epigramático de escritores antigos, podemos rastrear uma série de referências. Hipócrates, Pai da Medicina, que viveu por volta de 400 a.C., descreveu a asma, mas a palavra asma naquele tempo significava toda dificuldade respiratória. Referia-se ele à dificuldade de respirar própria de doenças específicas do pulmão, da moléstia cardíaca, de algumas formas de doença renal, da tuberculose? Sem dúvida viu e descreveu nessa massa de material alguns casos de asma brônquica, mas do ponto de vista histórico as alusões são tão duvidosas que não podem ter grande valor.

Galeno, Celso, Areteu, que viveram nos três primeiros séculos antes de Cristo, e Maimônides, sete ou oito séculos mais tarde, descreveram a asma, confundindo-a, porém, da mesma forma, com qualquer outro tipo de dificuldade respiratória.

A enxaqueca foi registrada por Areteu, porém de maneira tão ambígua como a asma. As alergias cutâneas, como a urticária e as erupções, não poderiam ter sido mencionadas porque a mesma palavra eczema se usava para descrever praticamente todas as afeções da pele então conhecidas. Alguns casos da comumente mencionada lepra poderiam ter sido urticária ou formas mais graves de alergia da pele.

Por causa da confusa terminologia e do limitado conceito médico dos primeiros escritores, a história da alergia deve principiar em 1565 com o relatório de Leonhardus Bottalus, da Universidade de Pavia, na Lombardia. Registra ele os sintomas típicos da febre do feno e afirma ser a afecção devida ao aroma das rosas. Adverte os colegas contra o uso de perfumes, costume então difundido, porque «...o que é agradável à maioria pode ser nocivo a alguém».

Mais de um século após, cerca do ano 1673, um médico chamado Binningerus escreveu a respeito de uma afeção que era provavelmente a febre do feno. O nome não era ainda empregado, mas a descrição, apesar de indefinida, indica convincentemente a febre do feno. No mesmo século um outro homem, Van Helmont, descreveu a asma sazonal, estabelecendo, talvez, a primeira correlação desses sintomas com a época do ano. Van Helmont foi muito incisivo e específico a respeito de ocorrerem os sintomas asmáticos apenas nos meses de verão e de livrar-se deles o paciente nos meses de inverno. Como ocorrência paralela em tais casos, observou que em cada acesso de asma o paciente também apresentava extensa erupção cutânea, de natureza pruriginosa, que desaparecia com a asma. A afeção por ele descrita era provavelmente uma urticária grave.

Em 1706 Georg Ernest Stahl descreveu o caso de uma certa moça que sofria de irritabilidade, inquietação e mau humor sempre que dormia em cama feita com penugem de marreco. Era caso típico de alergia a penas.

Aqui e ali, no século seguinte, surge menção de asma ou febre do feno, mas só em 1819 aparece a primeira descrição científica da febre do feno — apresentada perante a Royal Medical and Chirurgical Society de Londres por John Bostock, sob o título de «A Case of Periodical Affection of Eyes and Chest» (Um Caso de Afeção Periódica dos Olhos e do Peito). Bostock sofrerá dessa afeção desde a mais tenra idade e o quadro que descreveu é exato nos menores detalhes. «... (No) começo ou meio de junho, todos os anos... uma sensação de calor e pressão aparece nos olhos... há pequeníssimo grau de vermelhidão e lágrimas. Isto... torna-se... coceira das mais agudas e dolorosas... os olhos ficam extremamente inflamados e eliminam líquido mucoso e espesso, de maneira copiosa.» Esta afeção, diz Bostock, continua sob forma de acessos até o meio de julho. Acompanhando tais sintomas, «... sente-se peso na cabeça...; a isto sucede irritação do nariz, que acarreta espirros em surtos de extrema violência, com intervalos irregulares.» Bostock também descreveu os sintomas peitorais que podem acompanhar a febre do feno, como «falta de espaço para receber o ar necessário à respiração, rouquidão da voz e incapacidade de falar alto por algum tempo, sem sofrimento.»

As observações e o registro de Bostock a respeito de seus próprios sintomas eram excelentes, mas ele estava convencido de serem os sintomas causados por exposição aos raios solares ou ao primeiro calor do estio. Durante nove anos estudou a afeção e pesquisou outros casos na Inglaterra. Se apenas conseguiu encontrar vinte e oito novos casos em todo o país, ao escrever seu segundo artigo, deve-se isto ao lento serviço postal e às dificuldades de transporte daquele tempo mais do que à ausência de febre do feno. A pesquisa científica ainda não se tornara o padrão de medida do médico e muitos dos que foram perguntados por Bostock provavelmente não se sentiam obrigados a responder.

No ano que se seguiu à publicação do segundo artigo de Bostock, apareceu um tratado da autoria de William Gordon sobre «Observations on the Nature, Cause and Treatment of Hay Asthma» (1829). Esse artigo distinguia-se tão somente porque, chegando perto da verdade, discordava de Bostock quanto à causa da febre do feno. Achava que a afeção não era devida aos raios do sol, mas causada pelo aroma que se evolava das flores e dos capins.

No decênio que decorreu entre o primeiro artigo de Bostock e o tratado de Gordon, a ideia dessa afeção finalmente impressionou a fantasia do grande público, passando a ser comumente usadas as expressões «Febre do feno», «asma do feno» e «catarro do verão». O nome pegou até hoje, e todos os esforços para substituí-lo por polinose, mais correto, têm fracassado. «Febre do feno»

VENÇA A ALERGIA

25

é provavelmente um dos maiores erros de denominação em medicina: a alergia não é devida ao feno e a febre não desempenha o menor papel nela.

No tempo de Bostock e Gordon o pensamento médico não era como hoje o conhecemos. Não se aceitava geralmente o método experimental e por certo John Elliotson não pensava nesses termos. Embora uma de suas pacientes insistisse em que sua febre do feno não era devida ao feno, ao aroma do capim ou aos raios do sol, mas antes à «farina» (pólen) do capim, Elliotson nada fez para prová-lo ou contestá-lo. A princípio aceitou a ideia relutantemente. Afinal passou a fazer conferências sobre febre do feno e a apresentar a ideia como sua. Em 1831 escreveu a respeito da possibilidade de a «farina» causar febre do feno, mas exprimiu isso em termos casuais, como se afirmasse essa ideia por ser nova, e não porque o impressionasse particularmente. Elliotson apresentou várias outras contribuições, registrando sua observação de um caso de dermatite das mãos causada pelo manuseio de capim, e foi o primeiro em descrever febre do feno, fora de estação de asma, atribuída a emanações animais (coelho).

Em 1862 Philip Phoebus, médico alemão, publicou exaustiva monografia que abrangia tudo quanto se conhecia ou suspeitava em matéria de febre do feno. O tratado de Phoebus, provavelmente o mais detalhado e informativo de seu tempo, é especialmente notável porque registra o primeiro experimento real em que o pólen aparece como causa da febre do feno. Refere Phoebus que um colega alemão, o médico W. P. Kirkman, que sofria da doença, esfregou em seu nariz um pé de capim vernal que crescia em sua estufa. Imediatamente teve graves sintomas de febre do feno. Não se sabe o que aconteceu a esse aventuroso médico, pois dele não mais cuida a literatura. Apesar da reveladora experiência de

Kirkman, conclui Phoebus seu tratado dizendo: «O primeiro calor do verão é causa mais forte (de febre do feno) do que todas as emanações de capim juntas.

Dois anos após, Hyde Salter, depois de anos de observação, escreveu livro clássico sobre a produção de asma e febre do feno por emanações animais. Foi o primeiro em descrever um caso de asma devido a caspa felina e, como aconteceu com numerosos investigadores que o precederam, o seu paciente foi ele mesmo. A minuciosa descrição de Salter, que representa observação clínica muito aguda, honraria qualquer pesquisador médico moderno. Estabeleceu ele definitivamente a relação entre sua asma e a presença de um gato, e determinou que a caspa do animal é que provocava a afeção. Na segunda edição de seu livro, publicada em 1882 na Inglaterra, Salter faz numerosas observações que antecipam campos inteiros da ciência. Após estudar diversas centenas de asmáticos, chegou à conclusão de ser a asma hereditária, embora observasse diversos descendentes asmáticos de pais não asmáticos. Afirmou: «Pareceria sugerir isto, quanto à doença, um princípio com o qual os criadores de gado estão familiarizados ... o de que certas combinações produzem certos resultados e ensejam a criação de certas peculiaridades, e de que as qualidades da progênie não são mero resultado das qualidades combinadas dos pais; assim como às vezes vemos uma família de filhos de cabelo vermelho, cujos pais têm cabelo preto.» Naquele tempo a genética ainda não era uma ciência. Mas Salter, explicando a hereditariedade da asma, tocou de maneira integral na lei da hereditariedade, tal como hoje a conhecemos.

Foi sem dúvida Charles Harrison Blackley, de Manchester, Inglaterra, quem deu a prova final de ser o pólen a causa da febre do feno. Valeu-se do verdadeiro método científico, como atualmente o usamos, embora esse método ainda não estivesse aceito quando ele começou seu trabalho em 1859. Também Blackley sofria de febre do feno, e naquele ano ocorreu acidente que o lançou em vinte e cinco anos de investigações. Seus filhos colocaram um pote com certa espécie de capim num quarto em que ele raramente penetrava. Vários dias depois ele entrou naquele quarto e mexeu na gramínea, o que provocou a imediata libertação de pequena nuvem de pólen. Blackley manifestou imediatamente os sintomas da febre do feno, que geralmente só apareciam durante a estação da polinização das gramíneas. Convenceu-se assim de ser o pólen a causa da febre do feno. Durante o quarto de século seguinte Blackley realizou inúmeros experimentos engenhosos e chegou a muitas deduções acuradas. Experimentou dezenas de diferentes polens de gramíneas em si mesmo, e por muitas formas. Foi o primeiro em fazer uma prova cutânea com extrato de pólen. Estabeleceu definitivamente a relação entre a quantidade de pólen no ar e a gravidade dos sintomas de febre do feno. Expondo ao ar lâminas presas a um papagaio, revelou a presença de pólen nas camadas superiores da atmosfera. Em 1873, finalmente, publicou esses resultados em um trabalho definitivo. Muito do que fez foi repetido e corroborado no século XX por meio de recursos técnicos mais altamente desenvolvidos. Embora os resultados por ele obtidos viessem depois a ser aperfeiçoados, jamais mudaram um nada em seu conteúdo.

Seguiu-se de perto à de Blackley a obra do Dr. Morrill Wyman, de Cambridge, Massachusetts, a primeira importante nos Estados Unidos. Em 1854 descreveu ele a doença numa de suas conferências na Harvard. Em 1866 leu um trabalho em que pela primeira vez mencionava febre do feno do outono. Foi um dos primeiros em mencionar a tasneira, naqueles tempos geralmente conhecido como absíntio romano, como causa da febre do feno de que ele próprio sofria. Sempre obtinha alívio indo para as Montanhas Brancas durante a estação da polinização. Uma vez levou consigo a tasneira para as montanhas e inalou o pólen, o que lhe provocou graves sintomas. Em 1872 publicou o primeiro grande tratado norte-americano sobre o catarro outonal e sua causa, a tasneira.

Vários anos mais tarde o trabalho do Dr. Wyman foi repetido com maior esmero pelo Dr. Elias J. Marsh, de Paterson, Nova-Jersey.

Em 1876 estabeleceu-se a distinção entre a febre precoce, ou do pólen dos capins da Europa e a tardia, ou do pólen das ervas daninhas, muito mais comum nos Estados Unidos. Aumentava sensivelmente o conhecimento a respeito da alergia.

Em outra época da história o mundo médico teria talvez aclamado esses homens por sua intrepidez e por sua descoberta, mas suas vozes solitárias e espalhadas eram completamente abafadas no cataclisma que abalava a medicina em todo o mundo. Apesar da resistência inicial contra Pasteur, sua teoria microbiana da doença espalhava-se rapidamente, revolvendo todos os conceitos da medicina. A ciência, o laboratório e o método experimental substituíram a filosofia, a racionalização e os sistemas fechados de pensamento. Por toda parte os cientistas olhavam pelo microscópio. Descobriram-se bactérias específicas como causa da tuberculose, da lepra, do carbúnculo e da difteria. Longas listas de outros organismos apareceram e foram aclamadas, às vezes corretamente, outras incorretamente, como causa de outras longas listas de doenças. Von Helmholtz, que sofria de febre do feno, isolou de seu nariz um micróbio que julgou ser causa do mal.

Seguiram-se lhe outros e a febre do feno passou a integrar a crescente lista das doenças provocadas por bactérias.

Como interessante digressão, registramos que em 1876 o Dr. George M. Beard, neurologista de Nova-Iorque, declarou, em monografia, ser a febre do feno essencialmente uma neurose. Essa expressão era usada, sem dúvida, antes da elaboração da psicanálise por Freud, para designar afeção dos nervos, não se podendo, pois, confundir com o sentido atual de desajustamento psicológico. Beard escreveu seu trabalho e tirou a conclusão referida apesar de conhecer, obviamente, a obra de Blackley, Wyman e Marsh.

Os trabalhos desses três homens passaram despercebidos por mais de vinte e cinco anos. Durante essa época, entretanto, a nova ciência da bacteriologia, que tão eficientemente lhes eclipsou a contribuição, abriu por outro lado novos canais que levaram à expansão daquelas obras e à compreensão do mecanismo fundamental da alergia.

Capítulo 2

A descoberta

O RÁPIDO resumo apresentado no capítulo anterior deixa claro que a investigação da alergia foi esporádica, sem plano coerente. Aqui e ali se realizou e referiu uma unidade de trabalho, tendo sido este muitas vezes estimulado pelos sintomas do próprio pesquisador. Hyde Salter tratou da asma de maneira das mais admiráveis e modernas, mostrando que ela podia ser causada por emanações animais, alimento, bebidas, alterações climáticas ou distúrbios emocionais. E Blackley provou, fora de dúvida, ser a febre do feno causada pelo pólen. Mas nenhum deles sabia por que assim acontecia nem compreendia a relação fundamental entre as duas afeções. Naquele tempo tal compreensão ainda era impossível.

Aqueles antigos pesquisadores, apesar de argutos e precisos observadores, ainda não estavam familiarizados com o método experimental e de laboratório, que a alergia, como campo da medicina, teve de aguardar. Só então se pôde estabelecer a causa fundamental das várias manifestações alérgicas e a óbvia ligação entre elas.

VENÇA A ALERGIA

A revolução que se processou na medicina por volta de 1860, foi apenas parte de uma outra, muito maior, que varreu o mundo. Em palavras das mais simples, pode-se dizer que a filosofia da vida, então dominante, foi revolucionada, passando da defesa à ofensiva. Antes daquela era o homem, dentro de sua fraqueza, fizera o melhor que seu conhecimento lhe permitia, para proteger-se contra as forças adversas da natureza, sendo, porém, na maioria das vezes derrotado. Agora, imensamente reforçado pelas armas forjadas na brilhante chama da ciência, combatia a natureza e gradualmente se fazia vencedor. Aprendeu que podia não só conquistar a natureza, mas também domá-la e forçá-la a seu bel-prazer.

Os trabalhos do francês Pasteur, tantas vezes contados em história, livro e drama, e a obra contemporânea de seu colega alemão Robert Koch, tanto engenhoso como ele próprio, neutralizou um dos aspectos mais malignos da natureza. A doença, que a humanidade durante milênios esperara e temera desarvoradamente, tornou-se, graças aos trabalhos desses dois sábios, uma quantidade compreensível e analisável, com a qual se podia lidar, em vez de desígnio misterioso, paralisante e inevitavelmente destruidor. Koch e Pasteur, com a constelação de investigadores que girava em torno deles, provou que as doenças infectuosas eram causadas por organismos vivos tão pequenos que não podiam ser vistos a olho nu, e estabeleceram exigências rígidas e exatas para provar que tais organismos são causa de determinada doença específica. Esses requisitos deram origem às leis da pesquisa bacteriológica e, mais tarde, de toda pesquisa biológica. Introduziram, afinal, os métodos experimental e de laboratório na medicina.

As contribuições de Pasteur e Koch foram profundas. Além de firmar a bacteriologia como ciência, mostraram que as bactérias causam doença pela produção de venenos produzidos seja durante as primeiras fases da infecção, seja como resultado de sua destruição no organismo atacado. O veneno ataca o corpo assim que a bactéria penetra. A porta de entrada varia de uma bactéria para outra, estando para umas nas vias respiratórias, para outras no tubo digestivo, e ainda para outras na pele. Pasteur e Koch mostraram que o organismo combate as bactérias e seus venenos de maneira complexa, porém definida. Quando a luta tem êxito, o indivíduo recupera-se. Em caso contrário, morre.

Os dois cientistas estudaram a força ativa e combativa que o corpo mobiliza contra a doença e utilizaram tanto o método quanto as substâncias produzidas na luta contra a doença. Dessa obra surgiu a compreensão da imunidade, das vacinas e das antitoxinas, tendo-se baseado nessa obra inicial todas as nossas injeções imunizantes que vêm protegendo tantos milhões de pessoas contra temíveis epidemias e doenças.

Era perfeitamente natural que se investigasse a reação do corpo contra venenos de outras formas de vida, que não as bactérias. Verificou-se verdadeira a suposição de que se o corpo pudesse tornar-se resistente ao ataque de venenos bacterianos, provavelmente poderia tornar-se resistente, com igual facilidade, aos venenos das plantas e dos animais. Henry Sewall, na Universidade de Michigan, em 1882 conseguiu imunizar pombos contra a picada de serpentes venenosas. Albert Calmette mais tarde conseguiu proteger contra a picada de escorpiões venenosos. Paul Ehrlich provocou alterações no corpo animal que o tornaram resistente ao veneno de certas plantas como a mamona.

Concomitantemente com a descoberta da bacteriologia e da teoria microbiana da doença surgiu, pois, o estudo da contrapartida natural da doença, que são as forças combativas contra as bactérias e outros seres produtores de veneno. Deu-se a essas forças combativas e a seu mecanismo o nome de imunidade, atribuindo-se o nome de imunologia ao estudo da imunidade. Por meio de trabalho cuidadoso, preciso e por vezes exaustivo, esses pioneiros do laboratório desenvolveram meios de multiplicar as bactérias fora do corpo animal, em meios de cultura especiais, como caldo de carne, ágar, batata e vários meios sintéticos. Aprenderam as características das muitas espécies de micróbios e dos meios especiais em que vegetam. Também conseguiram extrair o veneno produzido pelas bactérias, dando-lhe o nome de toxina. Os pesquisadores estabeleceram também um requisito rígido, que ainda perdura, para provar que determinada bactéria é causa de uma doença em particular: um animal de laboratório tem de ficar doente após a inoculação com a bactéria suspeita, reproduzindo pelo menos alguns sinais da doença. Foi, pois, em animais de laboratório que se realizaram os primeiros trabalhos imunológicos.

Os pesquisadores descobriram, primeiro por acaso e depois por experimentos adrede planejados, que contra o veneno ou toxina do micróbio injetado o animal mobiliza substâncias específicas, capazes de neutralizar as toxinas bacterianas. A estas substâncias neutralizadoras deram o nome de anticorpos. Um anticorpo específico só pode proteger contra um determinado micróbio ou seu veneno. Se um animal de laboratório é injetado com a toxina diftérica, aparece em sua corrente circulatória um anticorpo específico, a toxina antidiftérica, que apenas neutraliza a toxina diftérica e não, por exemplo, a tetânica. O processo comum, que depois se desenvolveu com intuitos de proteção, consistia em injetar no animal três pequenas doses de toxina, incapazes de provocar doença, com intervalos semanais. Algumas semanas após, encontrava-se antitoxina em máxima concentração no sangue do animal, que assim ficava protegido contra a doença por tempo longo.

O processo de proteção por meio de injeções de toxina recebeu o nome de imunização ativa, porque o corpo é forçado, sob o estímulo da toxina, a participar na formação da proteção. Logo se verificou que o soro dos animais assim ativamente imunizados, e que continha, pelo que sabemos, anticorpos específicos, era capaz de proteger contra a doença outros animais em que fosse injetado, durando essa proteção curto prazo. Também se descobriu que quando um animal já doente recebia esse soro, o curso da doença diminuía sensivelmente. As injeções de soro contendo anticorpos conferiam, assim, um tipo de imunidade que era, todavia, tomada emprestada de um outro indivíduo; e como o animal injetado não tinha a oportunidade de participar de maneira ativa na proteção de sua própria resistência, sua imunidade recebia o nome de passiva, e o processo, imunização passiva.

Seguindo estes padrões iniciais, os mesmos métodos têm sido aplicados ao homem com êxito espetacular. Exemplo de imunização ativa do homem é a ministração da mistura de toxina-antitoxina diftérica ou de toxóide diftérico às crianças. O toxóide ativa o organismo infantil para a produção de anticorpos antidiftéricos (antitoxina) que o protegem contra a doença. Exemplo de imunização passiva é a antitoxina tetânica que se dá para evitar a possibilidade do tétano em pessoas que apresentam ferimentos sujos. A antitoxina tetânica, isto é, o anticorpo que se injeta no paciente, é tomada de empréstimo ao animal que a produz ativamente, e que costuma ser o cavalo. Nesses casos o paciente não forma a sua própria antitoxina, mas simplesmente aceita por empréstimo, por assim dizer, a que o cavalo fabricou. A imunidade é de curta duração, questão de semanas tão somente.

Na última década do século XIX estabeleceu-se a imunização como meio eficaz de combater uma doença presente e de evitar um surto futuro. Chega a assombrar a imaginação o significado desse campo isolado em que o homem conquistou a natureza, dando-lhe esperança de saúde e vida em lugar de sofrimento e morte.

O homem estava agora na ofensiva e vigorosamente procurava conquistar outros perigos potenciais. Entre os pesquisadores da bacteriologia e da imunologia que se interessaram por produtores de veneno que não fossem bactérias, encontrava-se um jovem francês, Charles Richet. A bordo do iate de um outro biólogo, o Príncipe de Mônaco, partiu Richet numa viagem de pesquisa pelo Oceano Indico. Um dos objetivos da viagem consistia em estudar os seres vivos venenosos do mar, os quais propiciavam um rico, porém mal conhecido grupo de venenos. Dentre as diversas variedades disponíveis de seres marinhos dotados de espinhos venenosos, escolheu Richet a caravela. Esperava descobrir, pela aplicação de seus conhecimentos imunológicos, um meio de tornar os seus animais de laboratório imunes ao veneno daquele celenterado.

Coletaram-se diversas caravelas, retirando-se o veneno de seus espinhos, ou pelos urticantes. Cuidadosamente estudou Richet esse veneno e preparou-o para os fins que tinha em mira. O trabalho que se propunha realizar talvez não fosse muito original, podendo-se até dizer que se tratava de mera confirmação de outras verificações. Sewall, Calmette, Ehrlich e outros já haviam conseguido imunização contra vários venenos com que trabalhavam. Não obstante, do ponto de vista da alergia o trabalho de Richet foi dos mais afortunados.

A viagem foi tão curta que Richet não pôde realizar integralmente seu objetivo. Fez um estudo exato do veneno, mas ficou incompleto o trabalho de imunizar os animais contra ele. Após seu retorno à França, continuou o projeto, substituindo a caravela por um outro celenterado próximo, pertencente a uma classe de anêmonas do mar. Richet extraiu a substância venenosa e começou a injetar cães com pequenas doses dela, segundo o método comum de imunização.

Fosse Richet um outro tipo de homem, mais rígido, e teria posto de lado, por inconsequente, um estranho fenômeno que observou. Mas como era imensamente curioso e fascinado pelos menores desvios observados em relação ao que seria de esperar, permitiu-se ser desviado de seu propósito inicial, dando assim ao mundo a primeira visão do mecanismo de alergia.

Um dia preparava Richet os seus cães para a segunda injeção do veneno da anémona. Haviam eles recebido a primeira dose na semana anterior. Tudo decorreu como previsto, tendo vários cães recebido sua dose e retornado às respectivas gaiolas. Então, quando Richet retirava a agulha de um dos animais, ocorreu de súbito o inesperado fenômeno. O cão contorcia-se e vomitava. Dentro de cinco minutos começou a cambalear como bêbado e a puxar as pernas traseiras. Richet observava cuidadosamente, surpreso e entretido, enquanto o cão caía de lado, tremia convulsivamente e ao fim de pouco tempo expirava.

Continuou Richet seu trabalho e, com o tempo, foi observando que a estranha reação mortal se repetia em outros animais, com certa frequência. O fenômeno afinal o perturbou de tal modo, que ele abandonou seu primitivo objetivo para estudá-lo exclusivamente.

O interesse dessa reação peculiar é óbvio. O objetivo declarado de Richet era proteger; em vez disso, matava. Todas as experiências imunológicas anteriores indicavam que o processo utilizado por Richet para imunizar

VENÇA A ALERGIA

seus cães deveria certamente dar-lhe a desejada proteção, mas em lugar disso o que ele obtinha era morte violenta e súbita.

Nos anos seguintes Richet aprendeu a reproduzir à vontade o fenômeno da morte com a segunda injeção, lançando mão de vários venenos, diferentes do da anêmona. Em 1902 publicou monografia em que contava pormenorizadamente suas observações e experiências, e apresentava uma explicação. Sua monografia tinha por título Anafilaxia, nome que deu ao fenômeno estudado, e constitui o fundamento de todos os outros trabalhos de laboratório sobre alergia. A tese fundamental de Richet era a de que uma substância estranha, venenosa na natureza, porém inócua quando injetada pela primeira vez, pode mostrar-se gravemente nociva ou até mortal quando reinjetada na mesma dose ou em dose menor. Para que o efeito nocivo se produza é preciso que decorram vários dias entre as injeções. Segundo Richet, isto significava que a primeira injeção de toxina agia de alguma forma desconhecida sobre o corpo, destruindo-lhe a capacidade de produzir antitoxina. O corpo, despojado de seu mecanismo protetor, sucumbiria à segunda injeção do veneno.

O nome anafilaxia foi derivado da linguagem imunológica da época e significa literalmente «remoção de» ou simplesmente «sem proteção». Foi cunhado em oposição a «profilaxia», que se aplica à imunização ativa e significa «favorecer» ou «para proteção».

A obra de Richet é monumental. Surgindo diretamente do esforço organizado para proteger o corpo contra venenos naturais, produziu ele um estado altamente perigoso no corpo animal, o qual, longe de proteger, podia acarretar, e de fato acarretava, morte em contato com mínima quantidade de veneno. Atingiu meta oposta à que buscava e despertou os pesquisadores da época para a peculiaridade de poder o processo de imunização ter resultados nocivos e até fatais.

A obra de Richet teve ainda por efeito trazer de volta à ciência médica as contribuições que sobre febre do feno e asma haviam sido feitas em época anterior, e esquecidas por causa da grande atividade na bacteriologia e na imunologia. Suas descobertas constituiriam o estímulo que abriria o campo da medicina a toda uma classe de doenças e a uma reação fundamental do organismo até então completamente ignorada, ou desconhecida. O conhecimento da anafilaxia deveria amalgamar as observações dispersas, muitas vezes discursivas, de muitos cientistas médicos, levando finalmente àquilo que atualmente sabemos em matéria de alergia.

Capítulo 3

Cunhando a palavra

RICHET foi, na verdade, o primeiro em estudar o fenômeno da anafilaxia e foi também quem cunhou essa palavra, mas na realidade a espetacular reação que caracteriza o fenômeno, já fora notada antes. Em 1839, Magendie, estudando as possíveis propriedades tóxicas da clara de ovo, registrou observações de morte súbita em cães injetados com esta substância. Anos depois, logo antes do interesse de Richet pelo assunto, Flexner referiu morte de cobaias em condições semelhantes, ao receberem a segunda dose de soro de cão. Mas essas ocorrências foram registradas simplesmente como fatos curiosos, sem que se tentasse explicação científica para elas.

Pouco depois de haver Richet apresentado o seu trabalho ao mundo médico, Theobald Smith, nos Estados Unidos, Otto, na Alemanha, e Arthus, na França, apresentaram independentemente suas próprias observações. Esses trabalhos tinham uma coisa em comum: o material injetado, que produzia morte nos animais de laboratório, era soro animal.

O conhecimento do fator comum era questão de primordial importância, que serviu para esclarecer e desenvolver de maneira mais acurada o conceito de anafilaxia. Richet trabalhava com substâncias venenosas que, se dadas em grandes doses, poderiam matar até mesmo na primeira injeção. A crença de que a reação anafilática só poderia ser desencadeada por aqueles venenos era um erro no qual, entretanto, ele baseou toda a sua explicação do fenômeno. Acreditava que a primeira injeção da substância venenosa de certo modo agisse sobre as defesas do corpo, fazendo-o perder a capacidade de produzir substâncias protetoras, ou anticorpos. A segunda injeção, por ser venenosa, poderia agora agir sem peias e, assim, dominar o corpo, provocando a morte.

Os trabalhos de Magendie, Flexner, Otto, Smith e Arthus derrubaram a concepção básica de Richet, mostrando que até mesmo uma substância não venenosa pode produzir choque anafilático em animal de laboratório. A reação não parecia depender da natureza da substância injetada, ou pelo menos de qualquer caráter naturalmente tóxico dela. Assim, a reação anafilática deveria depender primariamente de alguma alteração dentro do organismo, tão profunda que pequenas quantidades de material comumente inócuo poderiam causar sua completa e total destruição.

Naquela época, primeiros anos do século XX, a antitoxina estava sendo usada livremente na prática médica, especialmente em doenças como a difteria e o tétano, preparando-se as antitoxinas correspondentes pela injeção de animais de laboratório com a toxina bacteriana adequada. Ao fim de certo período, quando a concentração dos anticorpos no sangue do animal era máxima, este era sangrado, preparando-se o soro a partir do sangue. O cavalo era naquele tempo, e continua a ser, o animal preferido para esse fim, porque produz facilmente a antitoxina, é dócil e grande, fornecendo, pois, grandes quantidades de sangue e, consequentemente, de soro. Uma vez que a antitoxina se acha contida no soro do cavalo, as pessoas que recebiam antitoxina, naturalmente recebiam também o soro do animal.

Von Pirquet e Schick, pesquisadores austríacos, notaram em muitos casos que, embora os pacientes que recebiam soro, recuperassem a saúde, não raro tinham febre e dores e inchaços articulares, ao mesmo tempo que seus gânglios cresciam e uma erupção pruriginosa se espalhava pela pele, seis a doze dias após a primeira injeção. Se os sintomas apareciam após a segunda injeção, em vez de após a primeira, sobrevinham em prazo muito menor do que aquele intervalo de seis a doze dias. Às vezes, embora não frequentemente, algum paciente morria imediatamente após uma segunda injeção de soro, parecendo os sintomas seguir um padrão específico. Von Pirquet e Schick chamaram a essa condição doença do soro. Conseguiram demonstrar definitivamente que esses sintomas eram devidos ao soro do cavalo e não à antitoxina nele contida.

Por causa da grande semelhança entre a doença do soro que acompanhava uma injeção de soro animal em seres humanos, e a reação anafilática que se observava em animais de laboratório após injeção de soro de outra espécie, von Pirquet e Schick encararam a doença do soro como reação anafilática na espécie humana. Como trabalhavam com material não tóxico, não puderam, todavia, aceitar a hipótese de Richet sobre a causa da reação. Von Pirquet liquidou a óbvia falácia do raciocínio de Richet, ao afirmar que a primeira injeção de certa forma alterava a reação do corpo, de modo que ele se tornava hipersuscetível ou hipersensível à segunda injeção do mesmo material, em vez de, como pretendia Richet, eliminar a capacidade de reação do corpo. Este tornava-

-se tão sensível que uma segunda injeção de quantidade mínima de material normalmente inócuo poderia matar ou causar grave doença. Para descrever esse estado de sensibilidade alterada ou aumentada, von Pirquet cunhou uma palavra a partir do grego, alergia, que significa reação alterada ou mudada. Cabe, pois, a von Pirquet e Schick a honra de haverem identificado pela primeira vez como alérgica a reação humana, e darem ao mundo a palavra alergia.

Mais uma vez foi estimulada a pesquisa médica e mais uma vez a literatura começou a apresentar relatórios de cuidadosas experiências sobre alergia e anafilaxia. Pesquisadores como Rosenau, Anderson, Nicolle e Otto pesquisaram tais fenômenos, que ainda constituíam parte do campo da imunologia, buscando desvendar-lhes o mecanismo mais íntimo e intricado.

Na linguagem imunológica, toda substância que pode estimular o corpo à produção de anticorpos específicos é um antígeno (produtor de anticorpos). O processo de imunização estabeleceu que o soro injetado no corpo preenche os requisitos de um antígeno, pois se demonstrou que os anticorpos aparecem na corrente sanguínea dos animais após a primeira injeção de soro. Foram, pois, classificados como antígenos os soros usados no processo de imunização, mas verificou-se que os anticorpos cuja produção eles estimulavam, diferiam em vários aspectos dos produzidos no animal anafilático (hipersensível). A diferença mais importante entre os anticorpos anafiláticos e os resultantes de imunização (imunoanticorpos) consiste em os primeiros não protegerem contra a introdução de mais antígeno. O soro de um animal imune injetado num outro, não imune, dá ao último imunidade passiva, que é um período de proteção contra a toxina específica. O correspondente anafilático da imunização passiva é a sensibilização passiva, que produz resultados opostos. O soro de animais sensibilizados (hiper-reativos), quando injetado em animal normal, sensibiliza-o e torna fatal uma segunda injeção do antígeno.

Outra diferença entre anticorpos imunes e anafiláticos, observada aliás muito cedo na história da alergia, é o tempo relativo necessário para imunização, no primeiro, e sensibilização, no segundo caso. Os anticorpos imunizantes conferem proteção imediatamente após a injeção, ao passo que a sensibilização é conferida apenas após intervalo de várias horas. Quer isto dizer que o antígeno causará morte ao animal passivamente imunizado somente quando injetado várias horas após a injeção dos anticorpos sensibilizantes. Que acontece no intervalo durante o qual o animal se achava resistente ao antígeno que, se dado pouco tempo depois, o mata? Procuraram os cientistas provar que durante esse período de graça os anticorpos lentamente se prendiam a células dos tecidos e só depois de efetivada essa ligação podia mostrar-se fatal a injeção do antígeno.

Em primeiro lugar, demonstrou-se que o anticorpo desaparece lentamente da corrente sanguínea após sua injeção no corpo do animal e, como não é excretado durante esse período, deve estar presente no corpo, porém não mais boiando livremente. Em segundo lugar, os animais ativamente sensibilizados, isto é, os que se achavam em estado de anafilaxia, eram sangrados a branco, e substituído o seu sangue pelo de animais normais, não sensibilizados. Quando a injeção de antígeno, nos animais ativamente sensibilizados, produzia morte, era evidente que a reação fatal não dependia de anticorpos presentes na corrente circulatória, mas antes de anticorpos presos às células dos tecidos. A segunda dose do antígeno, provocadora de choque, unir-se-ia a esses anticorpos presos às células, prejudicando de alguma forma, profundamente, as células e causando a morte.

Embora von Pirquet demonstrasse a presença de anticorpos na corrente sanguínea na doença do soro, não pôde provar qualquer relação constante entre eles e o curso da doença. Levou-o este fato a concluir que talvez outros fatores não explicados, e que não agem na anafilaxia, tomassem parte na doença do soro e, por essa razão e outras, que serão descritas mais tarde, o termo alergia passou a ser aplicado a padecimentos humanos parecidos com a anafilaxia dos animais. Em vista das mais específicas e certas reações antígeno-anticorpo facilmente demonstradas em animais, reteve-se a palavra anafilaxia. E ainda hoje falamos de alergia em relação aos seres humanos e de anafilaxia em relação aos animais, de um modo geral.

A anafilaxia e a imunidade acham-se obviamente relacionadas, uma vez que ambas são determinadas por uma reação antígeno. anticorpo, mas seus resultados finais nos animais eram completamente opostos. Na imunidade, certas células eram estimuladas pelo antígeno à produção de anticorpos que em grande quantidade circulam na corrente sanguínea e nos líquidos dos tecidos. Nova injeção de antígeno causa aumento da produção desse anticorpo, enquanto o anticorpo já presente na corrente sanguínea anula a atividade perigosa do antígeno. Na anafilaxia os anticorpos também, são produzidos, mas alguns deles permanecem, ou prendem-se às células dos tecidos. Os anticorpos livres têm insuficiente efeito neutralizador sobre o antígeno e este, por isso, une-se ao anticorpo preso às células. Essa união antígeno-anticorpo nas células prejudica estas últimas, daí decorrendo os violentos sintomas da doença do soro.

Muito cedo surgiu o problema de proteger um animal sensibilizado contra a segunda dose do antígeno, que desencadeia o choque. Descobriu-se acidentalmente que, se essa segunda dose fosse subletal, o animal sensibilizado adoeceria por algum tempo, mas depois ficaria por certo período insensível ao antígeno. Esse temporário estado de segurança recebeu o nome de antianafilaxia ou estado refratário. Dando-se ao animal doses subletais repetidas e continuadas, pode-se manter ele em estado antianafilático por muito tempo. Assim, embora sensibilizado, o animal pode pôr esse método ser mantido numa condição em que as doses letais, comuns, de antígeno não produzem efeito.

A explicação teórica do processo de antianafilaxia tomou dois aspectos. Uma hipótese sustentava que as pequenas injeções de antígeno estimulam grandes quantidades de anticorpo circulante, que então agem de maneira muito semelhante aos imunoanticorpos, neutralizando o antígeno e impedindo que ele atinja o anticorpo preso à célula. A outra hipótese sustentava que mínimas quantidades de antígeno se uniam ao anticorpo preso à célula, mas em quantidades tão pequenas que disso não resultava lesão celular. Quando se neutralizasse quantidade suficiente desse anticorpo, novas injeções de antígeno seriam inócuas, porque não haveria anticorpo preso às células, com o qual o antígeno pudesse unir-se, lesando a célula.

A exata relação entre imunidade e alergia ou anafilaxia ainda não está plenamente compreendida. Os que acreditam que a imunidade e a alergia diferem apenas de grau, indicam que, num caso, a proteção é conferida ao animal por um mecanismo definido, ao passo que no outro, embora haja o mesmo mecanismo, o resultado final, por motivos desconhecidos, é diverso. Outros há que acreditam que, embora o mecanismo seja similar, os processos e objetivos desses dois fenômenos fundamentais são completamente desprovidos de relação.

Os fatos que possuímos, indicam que imunidade e anafilaxia derivam do mesmo mecanismo básico. É sempre perigoso procurar propósito na natureza e, se ignoramos o resultado final para o corpo animal, devemos acreditar serem esses fenômenos parte integrante do mesmo padrão dinâmico subjacente. Afinal, «proteção contra» e «sensibilidade aumentada a» não passam de graus da mesma coisa.

Mas a alergia, tal como se manifesta no corpo humano, é algo muito diferente da anafilaxia no animal. Os anticorpos encontrados na corrente circulatória, durante a doença do soro, não mostram relação constante com o decurso da afeção. O parentesco entre alergia e imunidade é ainda menos claro do que entre imunidade e anafilaxia.

Não obstante, com a elaboração da anafilaxia e a identificação clínica da doença do soro como doença alérgica, por von Pirquet, os médicos volveram a atenção para outros males e outras manifestações que poderiam cair nessa categoria. Em 1910, Auer e Lewis, explorando a possível causa de morte em cobaias que recebiam a segunda dose, ou dose de choque, do antígeno, verificou ser ela devida à constrição dos pequenos brônquios, no pulmão. Os músculos das paredes desses tubos contraem-se, fechando a passagem do oxigênio, como acontece numa mangueira quando, apertando-a, interrompemos o curso da água. O ar abaixo da constrição não pode escapar e o animal morre rapidamente de asfixia. A necropsia mostra que os pulmões da cobaia ficaram cheios como balões. No coelho, por outro lado, o que se contrai é o músculo liso da parede da grande artéria pulmonar. Como essa artéria é o caminho que assegura a passagem do sangue do lado direito do coração para os pulmões, onde o oxigênio é retirado do ar e fixado nos glóbulos vermelhos, também o coelho morre em estado de asfixia. O espasmo do músculo da artéria pulmonar não apenas impede que o sangue atinja o pulmão e capte o oxigênio, mas também fecha a única saída do lado direito do coração. Sem meio de escapar, o sangue que entra no lado direito do coração, vindo do resto do corpo, acumula-se, aumentando de tal modo a pressão naquele local, que o coração direito se dilata extraordinariamente e não mais pode contrair-se, entrando ero colapso. À necropsia, o coelho revela enorme coração direito e pulmões em colapso. No cão, a morte consequente à dose de choque do antígeno decorre de causa muito diversa. O músculo liso da grande veia que sai do fígado contrai-se, bloqueando a saída do fígado e determinando a estagnação do sangue que normalmente atravessaria aquele órgão. Como o fígado é um órgão grande, elevada é a percentagem do sangue que nele se concentra, o que faz a pressão cair abaixo do limite necessário para manter a vida, sobrevindo então a morte.

Imediatamente após haverem Auer e Lewis estabelecido que a morte na cobaia com choque decorre de constrição brônquica e asfixia, Meltzer sugeriu que a asma brônquica nos seres humanos talvez fosse fenômeno alérgico. Todos os sintomas do ataque asmático e os achados da observação clínica poderiam ser facilmente explicados pela constrição bronquiolar. A repetição dos ataques poderia ser explicada pelo contato com o antígeno ofensivo. O estado aparentemente normal do indivíduo, entre os ataques, era de todo semelhante ao estado aparentemente normal da cobaia antes da dose de choque.

Vários anos antes do trabalho de Auer e Lewis, os de Bostock. Wyman, Blackley e Marsh, que provaram a relação entre febre do feno e pólen, haviam sido revividos por Wolff-Eisner, que percebeu relação entre aqueles trabalhos e o de Richet a respeito da anafilaxia. Na febre do feno o antígeno era o pólen e os sintomas só apareciam após prolongado contato com ele. Quando o pólen desaparecia do ar, também desapareciam os sintomas. Wolff-Eisner pensava que os anos de contato com o pólen, antes de o indivíduo apresentar sintomas, equivaliam à primeira injeção de antígeno no animal. Quando a sensibilidade era suficientemente grande, a primeira estação polínica precipitava os sintomas à semelhança da segunda dose do antígeno, a dose desencadeadora do choque.

Os trabalhos sobre febre do feno, das décadas anteriores, foram postos de lado por falta de explicação racional, baseada em experiências de laboratório, e só foram novamente aproveitados quando se encontrou explicação satisfatória.

Assim, o curioso fenômeno observado em laboratório por Richet, surpreendido no curso da investigação imunológica, estimulou a ideia de que doenças até então aparentemente não relacionadas pudessem ser devidas ao mesmo mecanismo básico. Na segunda década do século XX, identificaram-se muitos outros males a expressões de tal mecanismo, classificando-se eles como alérgicos. E hoje vamos reconhecendo como de natureza fundamentalmente alérgica várias afeções quer antigas, quer relativamente novas.

Capítulo 4

Homem e animal

COM A descoberta de que materiais não venenosos, como os soros animais, podem agir como antígenos e produzir no homem sintomas parecidos com os anafiláticos, encontraram validade científica as agudas observações feitas sobre febre do feno e asma no século anterior. Podia aceitar-se o pólen, em si mesmo inócuo, como causa da febre do feno. Do mesmo modo tornou-se cientificamente aceitável a prova clínica, dada por Hyde Salter, de ser a caspa do gato, às vezes, causa de asma.

Tornou-se relativamente simples o diagnóstico e a compreensão da asma porque naquelas áreas em que se estudou a condição, o pólen só aparece em determinadas épocas. O começo e o curso dos sintomas são então dramáticos, surgindo subitamente com o início da estação e desaparecendo de maneira igualmente súbita quando ela termina. Em casos de asma, entretanto, tão espetacular subtaneidade de sintomas podia ou não estar em jogo, porque substâncias diferentes do pólen podem despertar os sintomas. Se na casa houvesse um gato, poderia passar despercebido ser ele a causa da asma, pois a condição poderia ser mais ou menos contínua, por espalhar-se a caspa do animal pela casa toda, nos tapetes, nos móveis, nas camas e no próprio ar. Embora a presença do gato viesse agravar a asma, os sintomas poderiam aparecer também em sua ausência, deixando de mostrar-se óbvia a relação definida entre os dois fatos.

Serem o pólen e a caspa felina comuns na residência humana foi fator de grande importância na suspeita, pelos pesquisadores, da existência de outros constituintes ordinários do meio na produção da asma e da febre do feno.

Consistindo a doença do soro numa grande variedade de sintomas, como febre, dores articulares, inchaço dos gânglios, urticária, todos esses sintomas, isolados ou em combinação, até mesmo quando não acompanhavam uma injeção de soro, passaram a ser tidos como possivelmente alérgicos.

Embora até então se soubesse serem os sintomas alérgicos devidos à penetração do corpo, mediante inalação, por substâncias não venenosas, ou mediante injeção por substâncias estranhas não venenosas, logo se estudaram outras vias de penetração do corpo. A mais importante destas, naquele tempo, era o tubo digestivo. Em 1908 Horwitz e Hutinel mostraram que o ovo e o leite, quando ingeridos, podem causar manifestações alérgicas.

Quando ficou patente que grande número de agentes naturais no ambiente humano podia ser responsável pelos sintomas alérgicos, tornou-se desejável encontrar algum meio rápido e metódico de identificá-los em cada caso individual. Elaborou-se a prova cutânea para substituir um sistema de tentativas e erros que frequentemente não conduzia a resultado algum.

Quando realizava suas cuidadosas pesquisas sobre febre do feno, Blackley, que também sofria de alergia, verificou que o simples esfregar de pequena quantidade de extrato de pólen em sua pele produzia típica reação de inchaço, vermelhidão e coceira no local. Em 1911 R. A. Cooke, de Nova-Iorque, e em 1912 O. M. Schloss começaram a empregar prova cutânea para determinar os agentes causais das manifestações alérgicas. Ampliaram a aplicação da prova, para abranger todos os agentes suspeitos e conhecidos, além dos polens. Examinou muitos inalantes, isto é, os finos e invisíveis materiais como poeira, tabaco, caspas animais, semente de algodão e pós faciais presentes no ar, assim como grande quantidade de alimentos.

Era muito simples o raciocínio em que se baseavam as provas cutâneas. Como o indivíduo alérgico correspondia ao animal de laboratório sensibilizado, deveria haver anticorpos presos a suas células. Blackley provou estarem eles presos às células cutâneas. Seguindo a analogia da anafilaxia, se uma pequena quantidade de antígeno se une com esses anticorpos presos à célula, esta sofre lesão e ocorre então uma reação. Assim, ao se esfregar ou injetar na pele uma pequena quantidade do extrato do ofensor, quando havia anticorpos contra ele ocorreria uma reação e o médico saberia estar o paciente sensibilizado contra essa substância, ou ser sensível ou alérgico a ela.

Na última década deste século demonstrou-se a natureza alérgica de muitas condições, apontando-se como causa inúmeras partes aparentemente inócuas do ambiente. Entre as condições consideradas alérgicas encontravam-se a urticária, a urticária gigante, a febre

VENÇA A ALERGIA

53

do feno sazonal ou perene, a asma sazonal ou perene, o eczema e certos distúrbios intestinais. Durante todo esse período, e desde o tempo do trabalho de von Pirquet com a doença do soro, continuara a pesquisa de laboratório com o objetivo de esclarecer o mecanismo da doença alérgica. Embora von Pirquet demonstrasse a presença de anticorpos na doença do soro, não se demonstrou entre estes e a doença do soro a mesma relação dos anticorpos anafiláticos para a anafilaxia, nos animais. Quer isto dizer que os anticorpos na doença do soro apareciam em quantidades inconstantes e que suas características nas provas de laboratório diferiam das dos anticorpos da anafilaxia.

Nas doenças alérgicas ninguém até então conseguira isolar anticorpos em tubos de ensaio. Além disso, só raramente se conseguia sensibilizar seres humanos intencionalmente, isto é, torná-los alérgicos de maneira propositada, embora fosse possível sensibilizar os animais de laboratório diariamente e sem dificuldade. Tentou-se sensibilizar passivamente os animais com o soro de pacientes humanos alérgicos, para criar um estado temporário de anafilaxia num animal normal pela transfusão, nele, de sangue de paciente humano alérgico, mas a experiência não deu resultado.

Em 1919 Ramirez relatou um caso de sensibilização passiva em seres humanos. Um paciente recebeu transfusão de sangue de doador que sofria de asma devida à caspa de cavalo. Alguns dias após, recuperou-se da moléstia e, ao viajar num carro puxado a cavalo, sofreu ataque de asma pela primeira vez em sua vida. Aqui e ali começaram a aparecer relatos de imunização passiva semelhante no decurso de transfusões de sangue.

Redobraram-se as pesquisas relativas aos esquivos anticorpos que sem dúvida devem existir na corrente sanguínea de pacientes alérgicos. Em 1921, afinal,

Prausnitz e Küstner conseguiram demonstrar a presença de anticorpos biologicamente, porém não em tubo de ensaio. Küstner era sensível a peixe e mostrava reação cutânea quando submetido a prova com esse material. Retirou-se um pouco de seu sangue, separou-se o soro e injetou-se este na pele de uma pessoa não alérgica. Diversos dias depois, a prova com extrato de peixe no local previamente injetado resultou em grande reação cutânea, demonstrando que a pele da pessoa não alérgica fora sensibilizada passivamente a peixe pelos anticorpos contra peixe presentes no sangue de Küstner. Até hoje dá-se o nome de prova de Prausnitz-Küstner, ou transferência passiva, a essa reação.

A transferência passiva proporcionou prova irrefutável de agirem os anticorpos também na alergia, embora não pudessem eles ser demonstrados no tubo de ensaio ou ao microscópio. A prova também indicava, entretanto, que esses anticorpos eram de certo modo diferentes dos da anafilaxia no animal de laboratório.

A reserva da palavra anafilaxia para o fenômeno observado nos animais de laboratório e da palavra alergia para uma reação semelhante em seres humanos indica a grande questão que permaneceu, no campo da alergia, quanto à relação entre os dois processos. Alguns acreditam tratar-se de fenômenos idênticos, explicando-se as diferenças eventualmente observadas simplesmente por ser o homem uma espécie diferente de animal, cujas reações por isso variam das dos animais de laboratório, quanto ao grau. Este grupo salienta que os próprios animais de laboratório variam entre si quanto à facilidade com que neles podemos induzir o estado anafilático e ao tipo de reação. Sabe-se que, por ordem de facilidade com que se sensibilizam, os animais de laboratório podem ser assim dispostos: cobaia, coelho, carneiro, cabra, galinha, pombo, cão e camundongo. Em todos estes animais a reação anafilática realiza-se pelo mesmo mecanismo, mas o local da reação varia para cada espécie.

O local da reação anafilática recebe o nome de tecido de choque ou órgão de choque. Embora o órgão de choque varie segundo a espécie animal, é sempre o músculo liso da parte especifica que é primariamente afetado. Falando de maneira geral, podemos então dizer que no animal de laboratório o músculo liso é o tecido de choque primário.

No homem o tecido de choque, a sede da reação alérgica, é ou a pele ou as membranas mucosas (tecido que forra as cavidades do corpo e vários de seus condutos, grandes ou pequenos), segundo se demonstrou; somente em raros casos se verificou participação do músculo liso. Na febre do feno o tecido de choque é a membrana mucosa do nariz; na asma é a membrana mucosa que reveste os pequeninos bronquíolos; nas perturbações gastrointestinais é a mucosa do estômago e dos intestinos; na urticária, na urticária gigante e no eczema é a pele. Embora nos animais os sintomas do choque anafilático sejam devidos à contração do músculo liso do órgão específico, no homem os sintomas de alergia são devidos ao inchaço da membrana mucosa atacada. Na febre do feno a mucosa do nariz incha e o paciente sofre entupimento desse órgão, com sensação de aperto; espirra, numa tentativa aparente de livrar-se do inchaço, tratado como se fosse um corpo estranho no nariz. Este produz excesso de corrimento, numa tentativa semelhante. Na asma o inchaço é nos pequenos bronquíolos e o paciente sente dificuldade em respirar, quando o ar é forçado para dentro ou para fora dos pulmões. Esta dificuldade da passagem do ar produz os típicos sons guinchosos da respiração asmática. Numa tentativa de expelir o inchaço estabelece-se também a tosse.

Talvez se possa apreciar melhor o inchaço sintomático no caso ordinário da urticária, em que ele se acha presente para fácil inspeção. Este fenômeno de inchaço mostrar-se-á bem patente a todos os que sofrerem ou virem a urticária. O mesmo tipo de reação ocorre nos outros locais que acabamos de mencionar, com a diferença de muitas vezes ser mais extenso.

O inchaço da membrana mucosa é teoricamente iniciado pela união de antígeno com o anticorpo ligado à célula, causando lesão desta. Como resultado desta lesão, os minúsculos vasos sanguíneos da mucosa ou da pele aumentam de diâmetro. Estes vasos são tão pequenos e suas paredes tão finas, que um aumento de calibre torna porosas as paredes, que então deixam vasar, a parte líquida do sangue que se acha dentro delas, mas não, geralmente, os glóbulos. Este líquido adicional é a causa direta do inchaço que, por sua vez, é causa de outros sintomas, conforme a parte do corpo em que ocorre o inchaço.

Embora, entre os animais de laboratório, cada espécie reaja com seus sintomas particulares, não é este o caso no homem. A pele, o nariz, os pulmões ou o tubo intestinal podem ser sede de reação em diferentes indivíduos, ou qualquer combinação deles pude ocorrer no mesmo indivíduo. Por outras palavras, a reação alérgica não se localiza sempre num mesmo órgão específico, como ocorre com a reação anafilática dentro da mesma espécie.

Assim, mais uma vez a completa investigação de um fenômeno particular levou à descoberta de um outro correlato, embora aparentemente muito distinto. Assim como a imunidade conduziu à anafilaxia, esta última conduziu inevitavelmente à alergia. Apesar de todas as diferenças superficiais entre anafilaxia e alergia, suas muitas semelhanças indicam um mecanismo básico fundamental, fato que não era tão evidente no começo da terceira década deste século como é hoje. A larga relação, que mais tarde será discutida, da reação alérgica no homem com os processos corporais em geral só agora principia a ser compreendida.

Para maior clareza, vamos resumir aqui as diferenças específicas entre anafilaxia, como se observa em animais de laboratório, e alergia, tal como se vê no homem. Os pesquisadores reuniram esses dois fenômenos porque ambos eram, ou pareciam ser, o resultado do choque desencadeado por uma substância que primeiro sensibilizara o organismo. As investigações ulteriores revelaram as seguintes diferenças:

1. Podem demonstrar-se os anticorpos anafiláticos no sangue por meio de laboratório, em tubo de ensaio e ao microscópio. Pode-se provar a existência de anticorpos alérgicos ou reaginas apenas por método biológico, a reação de Prausnitz-Küstner.

2. Na anafilaxia, o órgão de choque varia em diferentes espécies de animais, mas é o mesmo dentro da mesma espécie. No homem alérgico o órgão de choque não só varia de um indivíduo para outro, mas pode também variar no mesmo indivíduo.

3. Na anafilaxia os sintomas são devidos à contração de músculo liso e são sempre os mesmos na mesma espécie, qualquer que seja a natureza do antígeno. Na alergia os sintomas são devidos a inchaço das mucosas ou da pele, e raramente à contração de músculo liso, se é que isto jamais ocorre. Os sintomas variam consideravelmente com o órgão e a sede do inchaço e podem variar com o antígeno. Alguns indivíduos têm febre do feno durante a estação do pólen e urticária ou perturbações intestinais quando ingerem alimento a que são alérgicos.

4. Por meio de injeções repetidas de doses subletais de antígeno pode-se produzir facilmente a dessensibilização ou um estado contínuo de anafilaxia no animal de laboratório sensibilizado. Nesta condição nenhuma quantidade de antígeno produzirá choque no animal. Não se pode reproduzir a dessensibilização no homem alérgico. O mais que se pode fazer por ele é diminuir-lhe a sensibilidade, de modo que uma quantidade média de antígeno não lhe faça mal. Na febre do feno o tratamento consiste em ministrar doses crescentes de extrato de pólen, com intervalos regulares, a fim de proteger a vítima da febre do feno contra a concentração de pólen média para a estação de febre do feno. Quando, porém, fazemos o paciente inalar maiores quantidades de pólen, manifesta ele sintomas de febre do feno. Dá-se a esse processo, por isso, o nome de hipossensibilização (diminuição da sensibilização) em vez de dessensibilização (remoção da sensibilidade).

5. Induz-se a anafilaxia artificialmente no laboratório, sendo rara sua ocorrência em condições naturais. A alergia no homem ocorre espontaneamente, ao passo que a sensibilização artificial só se verifica, com a maior dificuldade e sem regularidade, como processo de laboratório. Ao invés, os animais domésticos desenvolvem sintomas alérgicos espontaneamente; os veterinários têm relatado casos de febre do feno, eczema e asma em gatos, cães e cavalos.

Quando se assinalaram estas diferenças entre anafilaxia e alergia, tornou-se evidente que a alergia não aparece em todos os homens. Tanto quanto se conhecia, os sintomas alérgicos eram reservados a um setor particular da população. As pesquisas revelaram que este grupo era diferenciado do resto da população por um fator hereditário, determinando fundamentalmente se o contato com uma substância ofensiva redundaria ou

VENÇA A ALERGIA

59

não, sob certas condições, no desenvolvimento de alergia. Toda a questão do papel da hereditariedade na alergia será discutida no capítulo seguinte.

Acabamos de traçar a evolução do conceito de alergia desde o desenvolvimento da bacteriologia e através da teoria microbiana da doença, da imunidade e da anafilaxia. Vimos como um fenômeno acidental de laboratório tornou óbvio que um tipo de doença referido superficialmente nos séculos passados, quando também se especulou a respeito de sua natureza, eram devidas à mesma reação do organismo. Esta compreensão inicial da alergia deveria tornar-se mais ampla, e aos poucos se reconheceria que dentro dessa reação fundamental do corpo devemos incluir mecanismos muito afastados dos imunológicos, isto é, que não são mediados por uma ação antígeno-anticorpo.

Capítulo 5

Alergia atópica e não-atópica

DIVIDE-SE A ALERGIA, de maneira muito geral, em dois grupos: atópico e não-atópico. A alergia atópica é caracterizada por dois aspectos: hereditariedade, demonstrada pelo encontro dos membros antecedentes ou colaterais da família do paciente que têm ou tiveram sintomas alérgicos; e a demonstração de anticorpos alérgicos ou reaginas no próprio paciente. Os indivíduos com alergia não-atópica são aqueles em que há falta de um desses aspectos, ou de ambos. Embora perca validade quando mais detidamente investigada, esta classificação continua até hoje.

Escolheram-se esses dois aspectos (hereditariedade e reaginas) para delinear os grandes e aparentes agrupamentos dentro da alergia em consequência de certas descobertas feitas quando primeiro se tentou compreender a alergia à luz da anafilaxia de laboratório. No laboratório, uma vez determinado que uma espécie animal podia ser sensibilizada, quase todos os indivíduos da mesma espécie podiam ser sensibilizados e depois sujeitos a choque por uma segunda injeção. Na alergia, entretanto, só alguns indivíduos eram naturalmente sensibilizados, não manifestando as restantes perturbações alérgicas. Se assim não fora, todas as pessoas que entraram em contato com o pólen da tasneira sofreriam de febre do feno. Poder-se-ia sem dúvida esperar que todas as pessoas que vivem a leste das Montanhas Rochosas e entram em contato com quantidades relativamente grandes de pólen de tasneira todos os anos, acabem tornando-se sensíveis a esse pólen, e após algum tempo manifestem sintomas de febre do feno ou de asma. Se tal fosse o caso, os anos de contato sem sintomas equivaleriam à injeção sensibilizante no animal de laboratório. O contato seguido de sintomas equivaleria à segunda dose, ou dose de choque.

Mas em todos os Estados Unidos existem apenas três a cinco milhões de pessoas com febre do feno. É um número grande, mas que, todavia, representa tão-somente dois a três por cento da população total, muito longe, pois, dos cem por cento que seriam de esperar teoricamente.

Qual a diferença que há naqueles indivíduos que se tornam sensibilizados, os alérgicos? Já em 1650 Sennertus notara, numa observação isolada, que a asma parecia ocorrer em famílias. Elliotson fez a mesma observação a respeito da febre do feno em 1831. Tissot em 1834 registrou tendência familiar na enxaqueca. E Quincke notou a mesma tendência em relação à urticária gigante em 1882 Cooke e Vanderveer realizaram em 1916 a primeira investigação em larga escala de uma tendência familiar na alergia. Seu levantamento das alergias respiratórias (febre do feno e asma) mostrou que a história familiar desempenha papel na maioria dos casos. Não conseguiu sua obra esclarecer a questão da hereditariedade, mas novas investigações estimularam interessantes estatísticas, entre as quais destacam-se as seguintes:

40 a 70 por cento das crianças asmáticas apresentam história familiar de alergia.

40 a 60 por cento dos adultos asmáticos também apresentam essa história.

75 a 85 por cento dos pacientes com enxaqueca têm alergia na família.

68 por cento das alergias alimentares dão história familiar positiva.

30 a 80 por cento das pessoas com eczema dão história familiar de alergia.

25 a 55 por cento das pessoas com urticária mostram base familiar alérgica.

Tem havido muita discussão a respeito do papel que a hereditariedade desempenha na doença alérgica, mas os dados acumulados permitem dizer que a hereditariedade é fator presente em cinquenta a setenta e cinco por cento de todas as alergias.

Os números anteriores indicam que a hereditariedade não apenas predispõe às condições alérgicas, mas também até certo grau determina a idade em que estas aparecem. Na maioria dos casos em que ambos os pais são alérgicos, os descendentes que desenvolvem manifestações alérgicas assim se comportam antes dos dez anos. Quando só um dos pais é alérgico, apenas trinta e três por cento da descendência alérgica tem sintomas antes de dez anos, e apenas vinte e cinco por cento a revela quando nenhum dos pais é alérgico.

Quanto mais extensa a história familiar de alergia, tanto maior é o número de descendentes que mostram sintomas alérgicos, tanto mais cedo estes se manifestam e tanto maior é a variedade das condições alérgicas.

VENÇA A ALERGIA

63

Cerca de três quartos da descendência de dois pais alérgicos desenvolvem alergia; e só metade quando apenas um dos pais é alérgico.

Tem-se afirmado sem prova definida que a hereditariedade da alergia se manifesta mais através da mãe.

Eis algumas perguntas que se têm feito repetidas vezes: Que é que se herda, a própria manifestação alérgica ou a sensibilidade a ofensores específicos? Com poucas exceções, a resposta a essas perguntas é negativa. O que se passa de um pai aos filhos é a tendência ou a capacidade para tornar-se alérgico ou sensível. Somente isto é que pode ser apontado decididamente como hereditário. Não é possível provar que as substâncias a que somos sensíveis e os sintomas pelos quais se manifesta a alergia sejam herdáveis. Um pai asmático pode ter filhos com urticária ou alergia intestinal e que jamais manifeste asma. É, todavia, certo haver tendência para o aparecimento de asma na descendência de pais asmáticos. Pais sensíveis à tasneira podem dar descendentes sensíveis a outras substâncias e insensíveis à tasneira.

A predisposição para a alergia é geral e não especificado órgão de choque que será envolvido ou as substâncias que causarão os sintomas.

Em vista de todos estes fatos acumulados, admitiu-se durante muito tempo ser a hereditariedade um fator essencial na diferenciação entre as pessoas que se tornam alérgicas e as que não se tornam. Os trabalhos sobre hereditariedade estimularam uma precoce pesquisa a respeito das substâncias que sensibilizam seres humanos e depois provocam manifestações alérgicas nelas. Por meio de descobertas feitas nesta última investigação e outras por elas estimuladas, aceitou-se a demonstração de reaginas no paciente alérgico como característica diferencial do verdadeiro estado alérgico e, mais tarde, da alergia atópica como conceito oposto ao de alergia não atópica.

Logo após os trabalhos de Richet com os venenos, descobriu-se que os soros animais e, mais tarde, o pólen e alguns alimentos são as substâncias ofensivas nas reações alérgicas. Um pouco mais tarde revelou-se que toda uma longa lista de outros agentes ofensivos era capaz de produzir reações alérgicas em certos indivíduos. Além de serem parte do ambiente normal, presentes seja no ar seja nos alimentos ou nos materiais de uso comum, estas substâncias possuíam um outro caráter comum: eram substâncias vivas ou produtos de materiais vivos, animais ou vegetais. De vez em quando se encontravam minerais como causa de reações alérgicas, mas sempre constituíram minoria.

A proteína é constituinte comum a toda a vida. Na verdade, a proteína só se encontra na natureza como constituinte da vida; é o fator característico da vida e jamais se encontra como mineral. Como a grande maioria das substâncias ofensivas foi obtida a partir de seres vivos, e como o constituinte comum da vida é a proteína, os cientistas chegaram à hipótese de que uma substância, para ser antígeno (alérgeno ou produtor de alergia) tem de ser de natureza proteica.

As substâncias que, ao que geralmente se sabe, sensibilizam o corpo humano e, consequentemente, causam reações alérgicas, receberam o nome de alérgenos, termo análogo a antígenos, palavra usada em imunologia para indicar as substâncias que estimulam o organismo à produção de anticorpos. Os alérgenos, por sua vez, estimulam o corpo humano à produção de anticorpos alérgicos ou reaginas. A diferença entre reaginas e os anticorpos da anafilaxia já foi indicada em capítulo anterior, embora os dois termos sejam sinônimos na linguagem comum.

Embora os alérgenos sejam complexos compostos de gordura, carboidrato, minerais e proteínas, somente a fração proteica costuma ser responsável pela sensibilização dos seres humanos, a estimulação de reaginas e a ulterior precipitação de sintomas alérgicos. A seguinte lista mostra a classificação ordinária dos alérgenos e alguns exemplos comuns:

INALANTES	INGESTANTES	INJETANTES
Poeira	Carnes	Picada de insetos
Pelo de gato	Ovos	Soro
Pelo de cão	Peixe	Remédios
Pelo de cavalo	Cereal	Antibióticos
Pelo de vaca	Condimentos	
Pelo de cabra	Bebidas	**INFECTANTES**
Pelo de Coelho	Nozes	
Raiz de lírio	Mariscos	Bactérias
Lã	Verduras	Fungos
Paina	Frutras	Vermes
Tabaco	Especiarias	Protozoários
Penas		
Cola		**CONTATANTES**
Inseticida		
Semente de algodão		Pelo animal
Semente de linho		Cerais
Pólens		Produtos vegetais

Não é esta uma classificação rigorosa de alérgenos. Há muito imbricamento porque uma substância ofensiva pode causar danos em uma ou mais categorias. Enquanto o pelo animal mais comumente produz sintomas quando inalado, a mesma pelagem quando transformada em pele animal em capas, orelheiras, revestimentos de luvas, pode produzir distúrbios quando em contato com a pele. Trata-se, pois, de classificação para tornar prática a referência, baseada na via mais comum que o ofensor segue para atingir o corpo humano.

Um exame da lista prontamente revela que esses alérgenos são material vivo ou dele derivado. Até mesmo a poeira doméstica deriva de alguma forma de vida, pois é produto da deterioração de todos os componentes da casa: a madeira e o tecido dos móveis, as verduras do saco de verduras, os tapetes, as plantas.

O que há de importante em serem os alérgenos derivados de alguma forma de vida é a proteína, que é o fator comum a todas as formas vivas, agir no sentido de estimular a produção de reaginas características do estado alérgico.

Importante é lembrar que a hereditariedade e a presença de reaginas (estimuladas por ofensores proteicos) foram inicialmente aceitas como os característicos que separam o indivíduo alérgico do não alérgico. A grande dificuldade, porém, está em que muitos indivíduos com manifestações alérgicas não apresentam reaginas, isto é, nelas as provas cutâneas com o alérgeno conhecido foram negativas e não se pôde demonstrar a transferência passiva. Também se verificou que muitas pessoas com sintomas alérgicos não apresentam parentes alérgicos, atuais ou passados, próximos ou remotos.

Afinal esses dois fatores foram rejeitados como critérios para distinguir entre alérgicos e não alérgicos. Mas a hereditariedade e a presença de reaginas parecia separar a alergia em dois grandes grupos. Para facilidade de referência, A. F. Coca empregou a palavra «atopia» para designar a forma de alergia hereditária e em que se pode revelar a presença de reaginas. «Não-atópica» é a variedade de alergia em que não se encontram reaginas e em que não demonstra participação da hereditariedade.

Esses termos não abrangem, infelizmente, todas as situações. Aplicam-se de maneira geral, mas não a todos os casos específicos. Há indivíduos alérgicos em que se podem revelar as reaginas, mas cujas condições alérgicas não podem ser atribuídas a um fundo hereditário. Isto se revela de maneira mais impressionante nos técnicos de laboratório que desenvolvem asma após trabalhar com Ascaris, que é uma espécie de verme. Pode-se demonstrar a presença de reaginas pela transferência passiva nesses casos, mas a hereditariedade não desempenha papel algum. Por outro lado, há muitos casos de asma devidos a produtos de bactérias em focos de infecção de menor importância como seios (sinus), dentes e vesícula biliar. Nesses casos não se encontram reaginas e existe acentuada história familiar de asma. Seria difícil aplicar corretamente os termos atópico e não-atópico a esses casos.

Os trabalhos do falecido Dr. Bert Ratner indicam que o fator hereditário desempenha papel relativamente pequeno na alergia. Embora Ratner considere a hereditariedade como responsável pela aquisição de dificuldades alérgicas, salienta o seguinte: 1. A natureza do alérgeno; 2. A quantidade de alérgeno a que a pessoa se acha exposta; 3. A quantidade de alérgeno não alterado que atinge a corrente sanguínea (este fato tem que ver com a fácil penetração da pele e dos tecidos que revestem os órgãos e as cavidades do corpo), e 4. Os intervalos que separam as exposições ao alérgeno.

Em capítulos ulteriores mostrar-se-á que a diferenciação entre os alérgicos e os não-alérgicos na população em geral é tão discutível como esta separação de grupos dentro da alergia.

Capítulo 6

Drogas, óleos e agentes infectuosos

ATÉ A segunda década deste século encarava-se a alergia como ramo da imunologia em vista de certas características comuns. Como a imunologia, a alergia era mediada por um mecanismo antígeno-anticorpo (alérgeno-reagina). Os anticorpos alérgicos eram produzidos em grande quantidade por material proteico, da mesma forma que era estimulada a produção de anticorpos imunes. Além disso, a reação alérgica no homem na maioria das vezes revelava base hereditária.

As características anteriores podiam ser mais prontamente vistas nas alergias atópicas, mas nem todas as três estavam sempre presentes nas alergias não-atópicas. Nos não-atópicos frequentemente não se encontram reaginas que possam ser reveladas, assim como também não se consegue demonstrar fundo hereditário. Discrepância observada muito antes foi o caráter não proteico de muitas das substâncias precipitadoras de alergia no grupo não-atópico.

Logo no começo do século, observaram-se certas condições alérgicas aparentemente produzidas por drogas simples que não tinham ação deletéria na maioria das pessoas, mas que pareciam produzir em algumas delas erupções cutâneas, urticária, urticária gigante, asma e, por vezes, morte súbita e dramática. Reações inusitadas como essas já eram conhecidas antes de se desenvolver o atual conceito de alergia, recebendo o nome de idiossincrasias a drogas.

A significação das reações inusitadas produzidas por drogas simples, e mais tarde definitivamente reconhecidas como de natureza alérgica, consistia em não conterem essas drogas nenhuma espécie de proteína. Drogas como quinina, iodofórmio e certos arsenicais, então comumente empregados, não continham obviamente traço de proteína e, não obstante, produziam sintomas alérgicos. Era esta uma observação sem dúvida perturbadora, uma vez que a regra então considerada fundamental dizia que as manifestações alérgicas resultavam tão-somente de substâncias proteicas.

Landsteiner e seus colaboradores quase resolveram completamente o intrigante problema dos ofensores não proteicos de modo capaz de satisfazer à regra geral de ser a proteína a responsável exclusiva pela reação alérgica. Numa série de experimentos durante longo período conseguiu ele mostrar que drogas simples podem agir como antígenos proteicos em condições especiais. Ligou essas substâncias, quimicamente, a proteínas e utilizou o composto resultante (droga-proteína) para sensibilizar animais de laboratório. Mais tarde, a mesma substância química, sem a proteína, produzia choque anafilático quando injetada em animais sensibilizados.

Partindo das observações de Landsteiner, chegou-se à conclusão de que as substâncias não proteicas, embora incapazes de sensibilizar por si mesmas, ou de apenas o fazer fracamente, podiam causar sensibilidade quando unidas a proteína. Uma vez estabelecida tal sensibilidade ao composto droga-proteína, a fração não-proteica, que é uma droga simples, poderia causar sintomas de choque ou alergia quando injetada. Surgiu então a questão de saber como essas substâncias simples podiam causar sensibilidade a não ser quando unidas primeiramente com uma proteína no laboratório. Como poderia uma substância tão simples como o iodofórmio causar, segundo se via clinicamente ocorrer de vez em quando, sensibilização e sintomas de alergia? A resposta a que chegou Landsteiner foi igual à de Wolff-Eisner anos antes: a droga simples, ao entrar no corpo, imediatamente se combina com a proteína do sangue ou dos humores, e essa combinação é que de fato sensibiliza.

A sensibilidade assim produzida pela droga-proteína é específica em relação à droga, mas não à fração proteica do composto. Se se combinarem iodofórmio e soro de cavalo e se com a combinação se sensibilizar um animal de laboratório, será possível produzir choque mais tarde com o composto ou apenas com o iodofórmio, mas nunca com o soro de cavalo isoladamente. Como estas substâncias químicas ou drogas simples, não sendo proteicas, deixam de ajustar-se à definição de antígeno, receberam outro nome na família imunológica, de haptenos. Numa definição ampla podemos dizer que hapteno é uma substância não proteica capaz de provocar choque, mas não de sensibilizar (a sensibilização produzida pelos haptenos é muito fraca, isto é, são poucos os anticorpos produzidos.)

Em geral os seres humanos sensíveis a drogas não mostram reaginas na corrente sanguínea nem dão reação positiva nas provas cutâneas com agentes ofensores. Em geral também não se costuma obter transferência passiva, embora haja algumas exceções a essa regra em casos nos quais se conseguiu transferência passiva com aspirina, sulfas e outras drogas.

Embora Landsteiner haja provado que uma droga simples possa, quando ligada a proteína, sensibilizar e causar choque anafilático, jamais provou que essa ligação realmente ocorra em seres humanos em casos de sensibilidade medicamentosa; a ligação é, pois, mera hipótese. Seria ainda de esperar que se revelassem sempre reaginas em casos de alergia a drogas, imaginando-se que a reação seja de natureza imunológica, mas tal não ocorre. Diz-se sem prova que existem e se acham presentes reaginas ou substâncias semelhantes a reaginas, que todavia não podem ser demonstradas simplesmente porque nossos métodos de isolamento não são suficientemente delicados, ou porque a reagina em foco é de tal modo diferente da reagina usual que se torna mister desenvolver métodos totalmente diversos para isolá-la.

O interesse da concepção mais larga, que será discutida nos capítulos seguintes, salienta ainda mais o fato de se haver provado que a sensibilidade a drogas não preenche todos os requisitos do conceito imunológico de alergia. O ponto em que surgiu esse afastamento em relação às alergias atópicas, ligadas a proteínas simples, marca o começo de uma nova era de alergia, mais ampla que a imunologia e que envolve talvez respostas orgânicas mais fundamentais.

A sensibilidade a drogas, que pode produzir qualquer das manifestações alérgicas, não costuma ser hereditária, embora em certas ocasiões se observe forte fundo familiar. A observação clínica de sensibilidade adquirida a drogas mostra que os sintomas alérgicos geralmente se tornam aparentes após a segunda exposição à droga, raramente após a primeira. Quando ocorrem sintomas alérgicos com o uso de sulfas, o interrogatório minucioso costuma revelar que a pessoa se submeteu a prévio tratamento seguido por um período livre de droga, aparecendo os sintomas quando se faz o segundo tratamento. Assim, o primeiro tratamento constitui a dose sensibilizante e o segundo a dose de choque.

Talvez seja interessante fazer aqui uma digressão. Examinando numerosos casos de sensibilidade à sulfa com vários sintomas, pareceu que um número exagerado deles surpreendentemente revelava sintomas já no primeiro tratamento. Os pacientes eram todos do sexo masculino e estavam usando uma conhecida marca de creme de barbear que continha pequena quantidade de sulfa para proteger contra infecções cutâneas. A sensibilização à sulfa ocorrera durante um longo prazo, no qual aqueles homens haviam aplicado no rosto o creme com sulfa.

Com o crescente uso da penicilina, especialmente depois que apareceram no mercado pastilhas dessa droga, aumentou o número de casos de sensibilidade ao antibiótico. O uso das pastilhas tem produzido condições alérgicas, leves e graves, da garganta e da boca. Também a estreptomicina tem causado condições alérgicas. Muitos clínicos relutam hoje em aplicar esses valiosíssimos medicamentos a não ser quando a condição do paciente é urgente, pois se usadas para combater sintomas sem maior importância, podem estas drogas mostrar-se, além de inúteis, prejudiciais e até fatais, quando realmente necessárias.

Numerosas drogas, simples e complexas, têm sido causa de de anis, o óleo de casca de limão, o óleo de funcho, o óleo de coentro, a atanásia, o coração-de-maria, a camomila, a abrótea, a canela, a figueira, a figueira da Índia, o lúpulo, o malmequer, o canabrás, a raiz do lírio-florentino. A dermatite de contato pode ser devida a fatores mais comuns, como a poeira doméstica e vários tipos de pó de madeira. A fração atuante nas dermatites de contato é o óleo, que contém pouca ou nenhuma proteína.

VENÇA A ALERGIA

73

Substâncias químicas simples utilizadas em peles, couro, tintas para tecidos, sabões, reveladores fotográficos, compostos de borracha, inseticidas, breu, ceras e muitos outros materiais também podem produzir dermatite quando há suficiente contato. Todas as formas de cosméticos — batons, pós faciais, ruge, sombra para olhos, polidores de unhas — têm sido responsabilizadas por esses sintomas. Também os medicamentos, quando em contato com a pele, em pomadas, unguentos, sabões e pós, podem causar dermatite de contato.

A dermatite de contato pode ser leve ou grave, longa ou breve. Em seus estados iniciais, a área da pele afetada pode indicar qual é o agente ofensivo. Frequentemente, porém, a condição, quando persistente, pode espalhar-se por todo o corpo. A erupção devida ao vermelho do batom começará geralmente nos lábios, ou nos cantos da boca, porém quando não controlada poderá estender-se pelo rosto todo. Por outro lado, a área por onde a erupção principia é muitas vezes enganosa para indicar a causa. O local mais comum da dermatite produzida por polidor de unhas é a região em torno dos olhos e dos próprios lábios, porque as pessoas muitas vezes esfregam tais zonas durante o dia.

A sensibilidade a drogas não-proteicas é causada, segundo se tem dito, por uma combinação do material com a proteína do sangue, formando ligação proteica, estranha ao corpo, que estimula a produção de reaginas e, mais tarde, a reação alérgica. Mas não se pode aceitar tal explicação em casos de sensibilidade a óleos e substâncias químicas simples que, além de serem de natureza não-proteica, têm contato com a pele e não são distribuídas pelo corpo, ao contrário das substâncias inaladas, ingeridas ou injetadas. Os óleos e as substâncias químicas que produzem dermatite podem penetrar na pele apenas até curta distância, tornando-se assim difícil acreditar que elas possam combinar-se com a proteína do sangue.

Em atenção à teoria da sensibilidade às drogas, deve-se dizer que o óleo ou a substância química de contato pode unir-se com a proteína do líquido tissular dentro da própria pele, em vez de o fazer com a proteína do sangue. Se esta é a maneira pela qual ela age para produzir uma condição alérgica, então se pode aceitar a ideia de uma ligação proteica, mas a ausência de reaginas, ou anticorpos, a incapacidade de realizar transferência passiva e as provas cutâneas, geralmente negativas em casos de dermatite, tornam a explicação insatisfatória à base da imunologia. A ausência de reação na prova cutânea exigiu o desenvolvimento de uma nova prova para a dermatite de contato, chamada de patch test, que se realiza produzindo abrasão da pele numa área sem erupção e sobre ela aplicando diminuta quantidade da substância em estudo. Mantém-se contato com a substância por umas quarenta e oito horas, verificando-se que após esse tempo, quando a substância experimentada é realmente o agente ofensivo, aparece uma pequena área de erupção no local. É um tipo de reação completamente diverso do que se observa quando se injeta uma pequena quantidade de substância ofensiva na pele; neste caso, quando a substância injetada é causa da alergia, surge em dez a vinte minutos uma grande reação de urticária. A reação no patch test é de tipo protelado, levando quarenta e oito horas e manifestando-se pelo aparecimento de uma área de dermatite. No outro caso é de tipo imediato, manifestando-se como placa de urticária, vermelha, em dez a vinte minutos.

A explicação da dermatite de contato por um mecanismo imunológico é ainda menos satisfatória do que no caso da sensibilidade a drogas, questão que deve ser salientada porque, como se vem repetindo década após década na investigação cientifica, muitas vezes nos apegamos a uma hipótese original apesar de os fatos acumulados tenderem a invalidá-la. Tal atitude é frequentemente responsável pelo adiamento de uma compreensão mais exata e mais ampla do campo que se estuda.

Outra classe de alérgeno muitas vezes responsável pelas alergias não-atópicas é constituído pelos agentes infectuosos e em particular as bactérias. Muito cedo no estudo da bacteriologia Robert Koch mostrou que um extrato de bacilos da tuberculose produz reação local quando esfregado na pele irritada ou injetado na pele normal. Esta é a reação da tuberculina, geralmente conhecida, que se desenvolve em vinte e quatro a setenta e duas horas sob forma de área avermelhada e endurecida no local da injeção ou da abrasão. Se a reação é severa, a área mostra-se extensa, elevada e quente, podendo a parte mais alta da reação tornar-se corroída ou ulcerada. Verificou-se depois que muitos outros organismos dão reação cutânea positiva quando injetados na pele com pequenas quantidades de extrato. Estas reações indicam a presença do organismo no corpo seja no momento seja no passado, mas não significam necessariamente que o indivíduo esteja sofrendo de infecção ativa pela bactéria específica. A reação nessa prova é de natureza alérgica. Além de reagir contra o agente invasor com todos os seus mecanismos de defesa, como o imunológico, o organismo também reage com sensibilidade ou alergia.

Muitas condições alérgicas iniciam-se pela presença de bactérias em quantidades tão pequenas que, na verdade, não ocorre infecção. Essas bactérias podem existir nos seios (sinus), dentes, brônquios, vesícula biliar e outros esconderijos. A sensibilidade às bactérias pode desenvolver-se no indivíduo alérgico, e sua presença continuada ou sua maior recorrência pode causar qualquer uma das manifestações alérgicas. A sensibilidade bacteriana tem-se atribuído casos de asma, febre do feno não sazonal, urticárias e várias erupções cutâneas.

Embora os agentes infectantes sejam substâncias claramente proteicas, não se isolaram reaginas. Mui recentemente um pesquisador alegou haver extraído reaginas por um método novo, porém esta afirmação deve ser encarada com reserva até ser amplamente corroborada. A transferência passiva falha quase sempre na alergia a agentes infectuosos e a prova cutânea direta é quase sempre do tipo protraído ou protelado.

Embora nos casos de manifestações alérgicas causadas por sensibilidade bacteriana seja mais fácil aceitar a possibilidade de um mecanismo antígeno-anticorpo como base dos sintomas alérgicos, longe está esta relação de ser nítida e indiscutível no caso.

Pouca dúvida existe de que as alergias atópicas atuem por mecanismo imunológico, isto é, reação antígeno-anticorpo. Neste capítulo, entretanto, indicamos diversas classes de alérgenos que não satisfazem os requisitos necessários para que sejam considerados antígenos, e muitas condições alérgicas em que não se revela hereditariedade nem presença de reaginas, são sem dúvida de natureza alérgica. Estas alergias não-atópicas fazem-nos suspeitar da possibilidade de ocorrerem as reações alérgicas por um mecanismo diverso do imunológico. Uma vez aceita esta ideia, torna-se possível uma visão mais ampla e uma compreensão mais clara dos mais largos aspectos da alergia.

NOTA DA EDIÇÃO BRASILEIRA

Os alérgenos inalantes mais comuns no Brasil são o pé das casas, os pelos de animais domésticos, as penas, o material de enchimento dos colchões e travesseiros, os fungos do ar, o pfretro dos inseticidas, o pó da raiz do lírio florentino de alguns cosméticos. Os pólens, segundo Ernesto Mendes, não têm praticamente importância, pois a concentração deles na atmosfera não costuma ser suficientemente alta para provocar sensibilização. Faz exceção o capim-gordura que floresce em maio e junho, juntamente com outras poucas plantas encontradas no Estado de São Paulo, porém destituídas de ação alergizante.

Muitas vezes existem alérgenos comuns em determinados materiais, como por exemplo nos produtos epidérmicos, soro, urina e emanações do cavalo; no pelo, na urina e na saliva do cão e do gato, etc. Isto quer dizer que uma pessoa sensibilizada a um desses materiais poderá reagir a outro. Nos felídeos há um antígeno comum, de grupo, de modo que quem se sensibiliza a pelo de gato pode mostrar-se sensível também a onça, gato-do-mato, tigre, etc.

No Brasil, especialmente nas cidades de São Paulo, Belo horizonte e Rio de Janeiro, identificaram-se os seguintes fungos na atmosfera: Mucor, Rhizopus, Penicillium, Hormodendron, Rhodotorula, etc.

O pó de caroço de algodão e o pó de semente de mamona são alérgenos muito potentes por via inalatória, podendo causar graves crises de alergia respiratória nas proximidades de fábricas de destilação do óleo, e até determinando formas epidêmicas de alergia respiratória nessas circunstâncias, como se verificou na cidade de Bauru, Estado de São Paulo. O curioso é que os pacientes sensíveis ao pó do caroço de algodão ou de rícino podem tolerar a ingestão do óleo, pois este não encerra o princípio alergênico.

Entre as drogas provocadoras de sensibilização convém salientar as sulfonamidas (especialmente quando em aplicação local, na pele inflamada), a aspirina (devendo-se notar que o paciente sensível a esse produto, que é o ácido acetilsalicílico, tolera o salicilato de sódio, o salicilato de metila e a antipirina), a fenolftaleína, que frequentemente se utiliza para colorir alimentos, o iodo e o bromo, os anestésicos locais, a neoarsfenamina, os próprios anti-histamínicos, o quinino, a insulina, o extrato hepático, os hormônios, a penicilina (*) e outros antibióticos (a oral é menos alergizante), as tetraciclinas que apresentam sensibilização cruzada, de modo que o paciente sensível

---

(*) Há certa tendência para atribuir os acidentes alérgicos da penicilina à procaína, que a acompanha em tantos preparados. Mas na verdade a procaína é raramente sensibilizante.

a uma delas, como a aureomicina, se mostra sensível às outras, como a bristaciclina, por exemplo, as vitaminas, as vacinas.

Os dados acima foram colhidos no capítulo dedicado às alergias em «Atualização Terapêutica», de Felício Cintra do Prado, Jairo Kamos e J. Ribeiro do Valle, edição de 1959. O citado capítulo é da autoria de Ernesto Mendes, um dos especialistas que mais se têm dedicado a esses estudos em nosso país.

Capítulo 7

Agentes físicos: calor, frio, luz

LÁ PELA terceira década deste século ficou provado que, em circunstâncias adequadas, qualquer aspecto material de nosso ambiente podia produzir sintomas alérgicos. Os agentes ofensivos podiam ser seres vivos, propriamente ditos, ou seus derivados, ou então podiam ser de natureza não-proteica ou mineral, complexa ou simples. Mostrou-se que materiais que causam manifestações alérgicas produzem seus efeitos por mero contato com a pele, inalação, ingestão, injeção ou infeção. Demonstrou-se ainda que eles agem sob qualquer das formas pelas quais costuma apresentar-se a matéria, sólida, líquida ou gasosa. Podia-se praticamente suspeitar de toda substância normal em nosso meio ou trazida até ele de áreas distantes, das profundezas da terra, das altas camadas do ar ou das águas de nosso planeta.

Embora possa esta afirmação parecer demasiadamente ampla, a verdade é que ainda restava uma faceta de nosso meio, que não fora sequer cogitada como agente de alergia. A faceta que escapou à atenção até a segunda década do século XX, consistia na fração não-material, física, formada pela temperatura, pela luz, pelo vento e pela energia (não o material) da lesão. Em 1924 W. W. Duke, de Kansas City, Missouri, coligira grande série de casos que apresentavam muitos tipos diferentes de manifestação alérgica devidas a agentes físicos e publicara em livro os seus achados. A princípio houve grande resistência à espantosa ideia de poderem agentes não materiais produzir o mesmo tipo de manifestações que os agentes materiais. Mas a crescente experiência dos alergistas de todo o país aos poucos venceu essa resistência e hoje a ideia da alergia física é geralmente aceita. O mecanismo pelo qual se produzem tais sintomas alérgicos ainda constitui objeto de discussão, mas qualquer alergista militante pode atestar sua ocorrência, que chega a ser frequente.

A alergia a agentes físicos representou desnorteante afastamento em relação ao conceito original de alergia como decorrência da reação imunológica, isto é, processo baseado em mecanismo antígeno-anticorpo. Jamais se soubera até então que agentes físicos pudessem estimular a produção de anticorpos. Por essa razão, a descoberta da alergia física marcou o começo da compreensão de que a reação alérgica poderia ter maior importância do que se imaginara até então na economia do organismo. A ideia da alergia física também colocou na mente dos investigadores o pensamento de que até mesmo influências menos definidas do que os agentes físicos pudessem levar o corpo a reagir de maneira alérgica.

Os seguintes casos clínicos servirão para ilustrar os vários tipos de alergia física.

Um homem de trinta e poucos anos notou inchaços súbitos das mãos, antebraço, pescoço e rosto. Era verão e ele estivera ao sol por várias horas, sem chapéu e com as mangas enroladas para cima dos cotovelos. Os inchaços, irregulares, vermelhos e muito pruriginosos, jamais haviam ocorrido antes e gradualmente desapareciam quando o paciente voltava para a sombra, dentro de casa. A partir de então, durante o resto do verão os sintomas voltavam após exposição cada vez mais curta ao sol. No fim da estação, bastavam trinta minutos de exposição para produzir os inchaços.

O sol do inverno não molestava nosso paciente. Mas antes da metade do segundo verão lhe era impossível suportar até mesmo alguns minutos de luz solar direta sem que se desenvolvessem grandes áreas de inchaço, vermelhidão e comichão. Como resultado, começou ele a usar luvas e um grande chapéu de abas largas, evitando completamente a luz solar direta. Com o passar dos anos os sintomas começaram a aparecer nas partes do corpo em que o sol atravessava a roupa. Finalmente foi ter a um alergista, quando a perturbação atingiu área cutânea tão grande, que o paciente desmaiou.

Fizeram-se provas com os alérgenos comuns, mas a nenhum deles reagiu o paciente. Experimentaram-se então pequenas áreas de seu corpo em face de várias partes do espetro solar. Conseguiu-se isto pela exposição das áreas do corpo à luz ultravioleta e infravermelha e a uma mistura de ambas, focalizada a luz através de um cone de cinco centímetros, durante cada exposição de dois a três minutos. Apareceu a típica reação alérgica de urticária com vermelhidão e prurido na parte exposta ao ultravioleta, notando-se ausência de reação ao infravermelho e fraca reação a uma mistura das duas luzes.

Reação típica de urticária foi revelada por um adolescente que começou a queixar-se de comichão e inchaço do rosto, da língua, dos lábios e das pálpebras, assim como do nariz e do ouvido, associados a intenso lacrimejamento e espirros. Tais sintomas foram primeiramente observados quando o paciente se mudava para uma região mais elevada, junto do rio, logo para fora da cidade. Era quase no fim do outono quando sua família se mudou para a casa nova e, mediante indagação minuciosa, logo se verificou que o rapaz primeiro notara os sintomas ao descer a colina contra o vento frio. Só quando o vento era frio e o moço permanecia nele por uns cinco minutos é que os sintomas apareciam. Logo após os primeiros sintomas começou ele a queixar-se de dor na boca, na garganta e no estômago ao beber água fria. Certa vez, quando a temperatura fora de casa estava excessivamente fria, o jovem caiu em profunda coma e só pode ser reanimado com grande dificuldade.

O rapaz nunca sofrerá de sintomas alérgicos antes, e nem havia sinais de alergia em sua família. Também ele foi examinado com os alérgenos comuns, tendo-se verificado inteiramente negativo. Mas um cubo de gelo sobre sua pele imediatamente produzia grande área de inchaço, vermelhidão e coceira.

Verificou-se que uma criança de quatro anos, filha de mãe asmática, manifestava ataques recorrentes de urticária. A mãe notou que a urticária parecia ser produzida quando a criança se arranhava, ou se esfregava ou quando dava batidas. Depois de algum tempo, disse a mãe, a urticária aparecia sem qualquer relação aparente com lesão cutânea.

Nesse caso também as provas usuais foram negativas, mas quando o alergista correu a unha, delicadamente, pela pele do antebraço do paciente, apareceu um inchaço na linha do arranhão. Esfregando levemente a pele com um pano, também produzia ele urticária. Uma pancada muito leve provocava urticária. Quanto maior a irritação, tanto maior era a reação e mais cedo aparecia ela. Como até mesmo a mais branda irritação da pele produzia urticária, esta parecia não raro surgir sem prévia irritação. Podia ser provocada por atos tão simples como virar-se na cama, esfregar o joelho no lençol ou mesmo estirar-se durante um bocejo.

Uma condição dessas recebe o nome de urticária. dermográfica, ou dermagrafia urticárial, o que significa escrita na pele. No caso do menino, quando se escrevia uma palavra em sua pele, suavemente, com a unha, em poucos momentos aparecia a palavra em letras grandes, inchadas e avermelhadas. Um tapa nas costas resultava numa elevação da pele, com a forma da mão que deu o tapa.

Outras condições há em que pequenas queimaduras da pele acarretam áreas de urticária com coceira.

Todos estes representam exemplos de alergia física pelo contato. Em tais casos, a pele ou a mucosa da boca, do nariz ou do tubo intestinal entram em contato com o agente físico — calor, luz, frio, lesão ou queimadura — resultando sintomas locais. Quando ocorrem sintomas gerais, como choque, são eles devidos simplesmente a uma reação local muito grande.

Outras espécies de alergia física, a que Duke deu a denominação de tipo reflexo, pode abranger os agentes mencionados no parágrafo anterior, mas produz efeitos em órgãos remotos. Alguns exemplos servirão para exemplificar a alergia reflexa.

Um oficial médico do exército na Segunda Guerra Mundial, foi evacuado do teatro europeu para a Zona de Interior porque entrara em colapso quando numa caminhada de oito quilômetros. Era um tanto corpulento e tinha quarenta e poucos anos. Ao chegar ao hospital de emergência foi rigorosamente examinado, mas nada se encontrou de irregular nele. Afirmou o paciente que sentira a parte posterior do pescoço e as mãos incharem e queimarem após o primeiro quilômetro e meio de marcha direta no vento frio de novembro. Logo depois ele sentiu uma dor aguda e forte na região do coração e de repente perdeu a consciência.

Como o paciente era médico, os colegas que o examinaram manifestaram cepticismo a respeito da história por ele contada e, após uma estada no hospital, mandaram-no de volta ao seu posto. O tempo esfriara ainda mais e logo na caminhada seguinte ele teve novo colapso. Relutantemente se providenciou sua remoção, para evacuá-lo de volta para os Estados Unidos. Sem dúvida os superiores pensavam que ele não passasse de um simulador que estivesse tentando escapar à zona de combate.

Afinal o paciente chegou à Zona de Interior, sendo admitido no hospital geral onde o examinaram rigorosamente a fim de fazer o diagnóstico, que permitisse autorizar sua dispensa. Felizmente o alergista era um colega atencioso e compreensivo que, ao ouvir a história do paciente, iniciou uma série de provas que por certo pareciam estranhas ao resto do corpo médico.

No primeiro dia frio e ventoso alergista e paciente saíram numa caminhada experimental. Após vinte minutos o paciente queixou-se de dor no peito e queimadura na parte posterior do pescoço. O exame feito no próprio local revelou grande área de inchaço que se estendia de um dos ângulos da mandíbula ao oposto, através da parte traseira do pescoço. Os pulmões estavam transparentes, mas o coração disparava a cento e sessenta batidas por minuto, duas vezes o normal.

Mandaram o paciente de volta ao hospital num jipe. Dentro de casa os sintomas desapareceram em vinte minutos. O paciente foi então levado ao ginásio e passeado rapidamente ao longo da pista durante meia hora. O coração acelerou-se, porém, não mais do que era de esperar. Não apareceu inchaço no pescoço e o paciente de nada se queixou. No dia seguinte levaram-no para dentro de um grande refrigerador de carnes, cuja temperatura se baixou a 5 graus. Após meia hora queixava-se ele de queimadura e coceira na parte posterior do pescoço. O exame revelou o mesmo grande inchaço observado na véspera, mas o coração estava normal. Após cinco minutos de caminhar de um lado para outro dentro do refrigerador, entretanto, os batizemos chegavam a 180 por minuto e o paciente queixava-se de tontura e medo de colapso. Foi prontamente removido e em pouco o pulso e o pescoço estavam normais.

No dia seguinte imergiram as mãos do paciente em água fria, a temperatura logo acima da do ponto de congelação. Após quinze minutos ambas estavam acentuadamente inchadas, ficando o anel da mão esquerda completamente sepultado no tecido intumescido.

O paciente foi retirado da lista dos simuladores quando os exames provaram tratar-se de um caso da chamada alergia física reflexa, combinada com a variedade de contato. A acelerada palpitação cardíaca era sem dúvida estimulada pelo efeito da temperatura baixa e pelo calor do exercício. O frio por si só não produzia a rápida pulsação, o que também não acontecia com o exercício apenas, mas ambos juntos produziam aquele efeito.

O paciente foi mantido na Zona de Interior enquanto durou a guerra, servindo utilmente como cardiologista.

Um jovem piloto de B-29 foi recolhido quando manifestou os primeiros sintomas de asma após dez ou quinze missões. Estava em perfeitas condições físicas quando se alistou, mas agora começava a tossir e sentia dificuldade em respirar sempre que voava a altitude de seis mil metros. Foi evacuado para a Zona de Interior em

VENÇA A ALERGIA

meio de sérias dúvidas quanto à veracidade de seus sintomas. Ao ser interrogado pela primeira vez, manifestou a opinião de serem devidos à altitude os seus sintomas — constrição do peito, guinchos e tosse. Adiantou que lhe era difícil manejar a máscara de oxigênio porque sentia vontade de tossir. Referiu que a máscara parecia congelar-se em seu queixo a tal ponto que ele invariavelmente arrancava um pouco de pele sempre que a removia.

Exames realizados ao nível do solo revelaram que o peito do piloto estava perfeitamente normal. Colocaram-no numa banheira com água, cuja temperatura se baixou gradualmente, examinando-se o peito dele a cada queda de um grau. A 4,4 graus apareceram os primeiros sons anormais no interior do peito. A 3,3 graus ouviram-se acentuados estertores. Em temperatura ainda mais baixa o paciente começou a tremer, fôlego curto, abrindo a boca para respirar e tossindo intensamente.

Durante os dez minutos que se seguiram ao retorno à temperatura normal, observaram-se nítidos sinais de asma no peito do paciente. Depois os sintomas desapareceram e tudo se normalizou. O piloto, sensível ao frio, passou a servir em tarefas terrestres, ensinando no Link Trainer durante o resto da guerra.

Uma enfermeira do exército, de trinta anos, gozara de boa saúde até um mês após sua chegada à Nova Guiné. Nessa época o calor estava excessivo e ela começou a desenvolver graves sintomas asmáticos particularmente acentuados durante o dia. Trabalhava numa instalação provisória coberta de lona. À medida que ia amanhecendo, seus sintomas começavam a manifestar-se, tornando-se mais graves quando o calor do sol era máximo e desaparecendo gradualmente quando a noite vinha. Foi ela afinal evacuada para a Zona de Interior. Chegando à zona temperada no fim do outono, não manifestou sintomas e o exame feito no hospital geral, nos Estados Unidos, foi negativo. Era a própria imagem da boa saúde.

Quando os exames cutâneos com os alérgenos comuns se mostraram negativos, expuseram a enfermeira a uma lâmpada infravermelha por quarenta e cinco minutos, revelando o exame estetoscópico do peito, ao fim desse prazo, todos os sinais de asma. Seus guinchos eram perfeitamente audíveis e ela achava extremamente difícil respirar. Uma fricção com gelo aliviou-a em cinco minutos. Uma lâmpada elétrica comum a seis metros, ou um saco quente sobre o peito dela, produziam os mesmos sintomas que a luz infravermelha.

Têm-se registrado casos de morte súbita após rápida exposição ao frio. Também já se tem referido grave hemorragia renal nas mesmas condições. Têm-se assinalado mortes como resultado de exposição ao calor do sol e ao que acompanha a atividade física.

Durante algum tempo se imaginou que a alergia física apenas ocorresse em indivíduos atópicos (alérgicos a coisas materiais), mas a experiência não o confirmou. Há muitos casos de alergia física em que não se encontra a menor prova de alergia atópica ou não-atópica no indivíduo ou em sua família. A alergia física pode ocorrer sozinha ou em combinação com outros tipos de alergia. O ocorrer ela indubitavelmente em combinação mais vezes do que supomos talvez explique por que certos asmáticos ou certas pessoas com febre do feno perene parecem tão afetadas pelo vento, pelo frio, pelo calor ou pelo esforço. Tais efeitos talvez não sejam absolutamente mecânicos, mas podem ser causados por sensibilidades específicas a agentes físicos.

Raramente se revelaram reaginas em casos de alergia física e a transferência passiva só raras vezes teve êxito. Na verdade, seria extremamente difícil compreender como os agentes físicos podem produzir anticorpos, embora se tenha dito, sem prova, que o agente físico ofensor altera de tal modo o tecido afetado, que sua fração proteica coagula. Teoricamente, isto altera de tal forma a proteína, que ela se torna estranha ao corpo e, neste estado, estimula a produção de anticorpos e causa a reação alérgica. Mas como tudo isto é hipotético, melhor será esquecê-lo em benefício de uma explicação mais lógica que daremos no capítulo seguinte.

Capítulo 8

Histamina ou substância H

NOS SINTOMAS de um ataque asmático não há deixa que nos indique sua causa. Os sintomas são os mesmos, quer o ofensor seja a luz ultravioleta, quer se trate de penas de ave, aspirina, picada de inseto, ou ainda uma bactéria. A perturbação que se verifica na mucosa que reveste os pequeninos bronquíolos é a mesma, qualquer que seja o agente ofensivo responsável. Inferência razoável que se pode tirar desse fato é que o elo terminal, ou os elos terminais, na cadeia de eventos fisiológicos que resultam nos sintomas alérgicos, deve ser o mesmo, qualquer que seja o alérgeno.

Sabemos que, no caso das alergias a proteínas, atua um mecanismo antígeno-anticorpo. Já se tem_ apresentado prova presuntiva, mas não conclusiva, de que seja este o caso que se verifica em muitas das alergias não proteicas. Com agentes não materiais, físicos, é difícil aceitar um mecanismo antígeno-anticorpo, a não ser por um enorme voo de imaginação. É difícil conceber como possa um agente físico estimular o organismo à produção de anticorpos. Como então haveremos de explicar a reação alérgica que se segue a exposição do corpo a agente físico como frio, luz ou calor? E como explicar que sintomas alérgicos idênticos resultem de proteína, não proteína, agentes materiais e não materiais?

Talvez alcancemos resposta a essas questões básicas se primeiro explicarmos a causa imediata dos sintomas nas alergias. Já antes mencionamos serem as reações do choque anafilático, em animais, devidas a contrações de músculos lisos, ao contrário do que ocorre nas manifestações alérgicas no homem. No animal de laboratório a causa direta da anafilaxia é a contração do músculo liso nos pequenos brônquios, na grande veia que sai do fígado, na artéria pulmonar ou no tubo intestinal, conforme a espécie do animal. No homem o tecido de choque é a pele, a membrana mucosa ou o tecido de revestimento das cavidades do corpo, dos espaços articulares e dos grandes condutos. O tecido de choque na febre-do-feno é a membrana mucosa do nariz, na asma é a mucosa que reveste os bronquíolos, na alergia intestinal é a mucosa do intestino, na urticária, na urticária gigante e no eczema é a pele.

Que acontece com esse tecido de choque para que ele mostre sinais alérgicos? A resposta a essa pergunta talvez se encontre no exame da reação de tecido choque mais fácil de observar, isto é, a urticária. Um exame detido mostra a urticária simplesmente como área de inchaço cercada por zona de vermelhidão. O paciente dirá que a urticária coça. Geralmente a parte central do inchaço é muito pálida ou branca; a coceira é devida a estímulo das terminações nervosas locais por efeito da pressão. A zona circundante vermelha é quente ao tato e parece-se inteiramente com o rubor que se observa quando a pessoa cora. Este último fenômeno decorre do afluxo de sangue à pele em consequência do aumento de diâmetro dos pequenos vasos sanguíneos dentro dela. O sangue chega muito perto da superfície da pele e pode ser facilmente visto através das camadas externas, como rubor. O que vemos na urticária é, primariamente, inchaço, com vermelhidão e coceira secundárias.

O nariz de um paciente de febre-do-feno, durante a estação, mostra mucosa intumescida, pálida e vasando umidade — quadro muito parecido com o inchaço da pele na urticária. Os pacientes de febre-do-feno muitas vezes acusarão coceira no nariz, na boca, no palato e até no ouvido. O espirrar, que se mostra tão violento, explosivo e demorado, representa simples tentativa do corpo no sentido de livrar-se da mucosa inchada do nariz, agindo o inchaço como corpo estranho. Os mesmos sintomas se manifestariam se penetrasse no nariz uma grande quantidade de pó, ou uma pena ou qualquer partícula de tamanho considerável. O inchaço é, pois, a perturbação primária na febre-do-feno.

Embora não possamos ver os pequeninos bronquíolos do pulmão, há prova bastante de serem os sintomas da asma produzidos por inchaço de sua mucosa. Quando tal acontece, a luz desses pequenos tubos fica estreitada e a respiração se torna mais difícil, especialmente na expiração, porque o ar inalado é capturado abaixo do ponto de estreitamento, impondo-se maior esforço para libertar o ar aprisionado. A mucosa dos bronquíolos também é úmida. A umidade acumula-se, causando os guinchos e os sons borbulhantes tão típicos da respiração asmática. Além disso, as glândulas dos pequenos brônquios (tubos um pouco mais largos situados em posição mais alta, na árvore brônquica) passam a secretar mais do que é comum. Este líquido adicional é geralmente aprisionado nos bronquíolos que ficam para baixo, e muitas vezes os entope completamente, assim aumentando a dificuldade respiratória e estimulando a tosse. Não raro o acesso de tosse faz que o asmático elimine fragmentos perlados de escarro, após o que se torna mais fácil a respiração. Estas pequenas rolhas são concreções de secreções glandulares e do líquido que vasa da membrana mucosa.

Na asma, como na urticaria e na febre-do-feno, a causa fundamental dos sintomas é o inchaço da mucosa. Podemos afirmar com segurança que em qualquer condição alérgica o revestimento mucoso do órgão ou conduto incha e os sintomas resultam desse inchaço. Do órgão em que o inchaço se localiza depende o tipo dos sintomas que aparecem.

Que é que faz a mucosa inchar? Este problema foi detidamente investigado quando se estudavam as semelhanças e diferenças entre anafilaxia e alergia. Se enfiarmos uma agulha na pápula de urticária ou na mucosa inchada do nariz de um paciente de febre-do-feno, ou ainda no inchaço de uma junta alérgica, poderemos retirar líquido, o que indica que o inchaço decorre do acúmulo de liquido. A fonte mais lógica desse líquido, que se acumula com grande rapidez, é o sangue contido nos pequenos vasos sanguíneos. A mucosa e a pele têm uma rica rede de pequeninos vasos sanguíneos logo abaixo de sua superfície. A função normal dessa rede é trazer alimento e oxigênio às células da superfície e levar embora o bióxido de carbônio e os produtos do metabolismo. Os vasos sanguíneos do menor calibre recebem o nome de capilares e sua parede é formada de uma única camada de células. Desembocando nessa trama encontra-se uma rede de vasos um pouco maiores, as arteríolas, que levam o sangue aos capilares. Saindo dessa trama, encontra-se um sistema de tubos que se comunicam entre si, as vênulas ou pequenas veias, que levam o sangue para fora dos capilares.

Todo este sistema de pequenos vasos muda de calibre de maneira sincronizada, passando o sangue de uma área para outra, conforme as necessidades de uma área particular. Durante uma reação alérgica como a urticária, esses vasos agem de maneira não sincronizada. Primeiro os capilares se dilatam grandemente e, como resultado disso, se acumula neles uma grande quantidade de sangue. No mesmo tempo, as paredes dos vasos tornam-se porosas e a parte líquida do sangue passa através dela, penetrando no tecido circundante, fazendo-o inchar. Então os capilares se contraem firmemente, dando origem à palidez da placa de urticária. Em consequência do aumento de pressão provocado pela contração, o sangue que afluiu para os capilares não mais pode penetrar neles e é forçado de volta para as arteríolas. Estas por sua vez se dilatam para acomodar o extraordinário volume de sangue, e a área que cerca a urticária torna-se vermelha, como se corasse. Não se observa inchaço na área vermelha porque a porosidade das paredes arteriolares não aumenta.

Onde quer que se passe a reação alérgica, observa-se esta sequência de fatos nos pequenos vasos sanguíneos. Para descobrir por que os vasos agem de maneira tão descontrolada, precisamos examinar muito bem as investigações antigas, especialmente as comunicadas por Sir Thomas Lewis em 1924 a respeito da pele e dos vasos sanguíneos.

Os capilares são de importância fundamental para a vida e o funcionamento adequado das células em todo o corpo. Sua parede tem espessura igual à de uma única célula e goza de propriedades especiais que permitem a passagem dos elementos necessários (nutrição, oxigênio e outros) para o líquido intersticial, que banha as células dos tecidos, e dele para as próprias células; em sentido oposto desenrola-se o fluxo dos produtos desnecessários e potencialmente nocivos da vida celular, como o bióxido de carbônio e outros produtos de degradação, os quais assim penetram os capilares. O sangue capilar passa então para o sistema venoso e, por meio dele, chega ao coração e aos pulmões, onde se dá a troca do bióxido de carbônio pelo oxigênio. No tubo gastrointestinal captam-se elementos nutritivos e nos rins descarregam-se certos materiais. Esta enorme trama de capilares pode ser representada como uma delicada parede reguladora que separa do mundo externo as células tissulares e que por sua natureza normalmente permite a passagem de certos materiais desnecessários e possivelmente nocivos, assim como a entrada de apenas alguns dos necessários.

Essa rede de vasos apenas parcialmente se abre de cada vez. Grandes áreas de capilares ficam fechadas a cada instante. O número de capilares abertos ou fechados é regulado pela necessidade do corpo e da parte. Uma boa analogia talvez seja a representada por uma estrada de muitas pistas que se usam diversamente numa direção e noutra, conforme as necessidades do tráfego, variando o número total de pistas abertas e o número de pistas concedidas a uma das mãos com a quantidade de tráfego, a hora do dia, o dia da semana e a estação.

Após uma refeição, por exemplo, aumenta de muito o número dos capilares intestinais que ficam abertos, assim como também aumenta o diâmetro deles, ao passo que tendem a diminuir os capilares abertos do cérebro. Isto explica a comum sensação de torpor que vem depois das refeições lautas. Durante o trabalho braçal o número de capilares abertos no bíceps e nos músculos do antebraço é maior do que quando o braço se encontra em repouso. Outros fatores ajudam a regular o número, a localização e o grau da dilatação capilar, citando-se entre eles o calor, o frio e as influências psicológicas.

Se todos os capilares se abrissem ao mesmo tempo, ocorreriam imediatamente desastrosos efeitos. Como os capilares, quando abertos, tendem a permitir que se escape um pouco da parte líquida do sangue que se acha dentro deles, o volume do sangue no sistema vascular baixaria rapidamente. Além disso, todo o sangue dos grandes vasos correria para o grande reservatório dos capilares abertos. A pressão sanguínea cairia abaixo do nível necessário para manter a vida, sobrevindo então a morte. Têm ocorrido mortes em consequência da operação de um mecanismo desses, em certas ocasiões, embora em muitos casos o mesmo mecanismo atue em grau menor, de modo que, em vez de morte, o que resulta é a perda de consciência.

A capacidade que os capilares têm de mudar de calibre, abrindo ou fechando, dilatando-se ou contraindo-se, independe do estado das arteríolas que dirigem o sangue para dentro deles, e das vênulas que recebem o sangue deles. Dissemos que os capilares são regulados pela necessidade das partes do corpo, mas como pode um capilar traduzir uma necessidade?

Suponhamos que um certo tecido tenha estado em grande atividade. Esta atividade logo exaure o suprimento normal de oxigênio e liberta quantidade maior de bióxido de carbônio, de modo que ocorre acúmulo dos produtos do metabolismo. Cada um desses elementos — baixo teor de oxigênio, alto teor de bióxido de carbônio e substâncias específicas que a célula excreta como produtos derivados de sua atividade — age diretamente sobre a parede capilar e causa a dilatação dela. Lewis e outros provaram que assim de fato acontece nos experimentos de laboratório. Além disso, originam-se impulsos nervosos no tecido que trabalha ativamente e, reflexamente, estimula-se a dilatação do capilar.

Quando um tecido trabalha, a temperatura da área circundante aumenta e age diretamente sobre a parede capilar, fazendo que ela se dilate. Certos hormônios, como a pituitrina e a adrenalina, atuam a partir de uma região distante, fazendo que se contraiam os capilares de certas áreas. O frio atua diretamente sobre o capilar, causando sua constrição. Há outros agentes do corpo que atuam de um modo ou de outro sobre esses pequeninos e filamentosos vasos. Entre as influências de todos esses fatores estabelece-se um equilíbrio que regula o calibre dos capilares e, por esse modo, o fluxo do sangue que vai para qualquer parte.

Entre os agentes que influem no calibre capilar um existe que tem grande relação com o conceito geral de alergia. Se riscamos a pele do antebraço, levemente, com a unha do dedo, produzimos uma linha branca, que aparece após curto intervalo, permanece por um minuto ou dois e depois se dissipa. Em 1917 Sir Thomas Lewis e outros apresentaram prova de que essa linha branca está diretamente ligada à constrição capilar. A evidência era a seguinte:

 1. As arteríolas individuais abrem-se numa porção de capilares. Se a ação de riscar afetasse as arteríolas, a linha branca não teria contorno regular nem acompanharia a linha descrita pela unha, como acontece. Tudo que atingisse a arteríola resultaria em áreas muito mais largas e irregulares de alteração cutânea.

 2. Se se adapta um manguito de pressão em torno do braço e se eleva a pressão acima do normal, a linha branca ainda se forma quando riscamos a pele com a unha. A pressão no manguito detém o fluxo do sangue para dentro e para fora dos vasos abaixo dele. A linha branca não poderia ser devida a constrição das arteríolas porque tal constrição, nas circunstâncias presentes, levaria mais sangue para os capilares, onde ele seria aprisionado, uma vez que a passagem normal para as vênulas se acha obstruída pela pressão do manguito. Em vez de linha branca teríamos uma sufusão vermelha

ou azulada. A linha branca deve, pois, ser produzida pela constrição dos próprios capilares.

3. Se fosse possível examinar os capilares com o microscópio simples, veríamos que eles subitamente se estreitam após o risco com a unha.

4. Se destruirmos todas as fibras nervosas que vão para a pele, de modo que elas não mais possam transmitir impulsos nervosos, a linha branca ainda continuará a surgir após o risco, provando que a resposta é uma constrição capilar local, devida a influência externa e não a estímulo nervoso reflexo.

As pessoas de pele extremamente sensível mostram espantosa reação aos riscos fortes. O resultado instala-se em três fases:

1. Pouco tempo depois aparece uma linha vermelha ao longo do risco. A princípio é de cor vermelha viva e depois torna-se azulada. A cor vermelha é devida à dilatação capilar e a azulada à estagnação do sangue nos capilares.

2. Quinze ou vinte minutos depois aparece na direção geral da linha um rubor irregular, de aparência mosqueada. A temperatura é aqui mais elevada do que na área circundante por causa da dilatação das arteríolas. Se os nervos cutâneos desses indivíduos degenerarem antes do risco, não aparece o rubor nem a elevação de temperatura local, indicando que o rubor é devido a impulsos nervosos que se originam nas fibrilas nervosas da pele e são transmitidos às arteríolas, que então se dilatam.

3. Nos cinco minutos seguintes, em pessoas muito sensíveis, surge na linha do risco uma pápula devida ao aumento de porosidade dos capilares já dilatados e ao vazamento da parte liquida do sangue neles contido para o tecido circundante.

VENÇA A ALERGIA

Esta tripla resposta pode ser produzida por agentes como queimadura, congelamento, picada, arranhão, irritantes ácidos, ou alcalinos, passagem de fortes correntes elétricas, inoculação de várias drogas sob a pele. Sendo a tripla resposta provocada por agentes tão diversos, deve haver algo em comum a todos eles. Um exame dos agentes mencionados revela que eles são primariamente prejudiciais ao tecido, no caso, a pele. Esta lesão deve, pois, qualquer que seja o agente que a produz, libertar na pele a mesma substância química que desencadeia a resposta tripla.

Alguns anos antes da realização de todas essas experiências, isolou-se do esporão do centeio uma substância chamada histamina (o esporão do centeio é, como se sabe, uma forma de fungo parasita). Suas propriedades foram aprofundamente estudadas, verificando-se que a histamina, quando inoculada na pele, provocava a tripla reação, não se tratando, entretanto, de um ácido ou de um álcali primariamente deletério. Em muitas experiências a ação da histamina sobre os capilares e as arteríolas mostrou-se idêntica à de uma lesão provocada por qualquer dos agentes que causam a tripla resposta. Então Lewis postulou que a lesão do tecido acarreta a libertação de histamina ou de substância indistinguível dela, no local da lesão. Deu à substância assim libertada o nome de substância H.

Desde então se tem verificado que a histamina, ou substância H, se acha presente em todos os tecidos do corpo, existindo em estado inerte em quase todas as células. Quando a célula é lesada, a histamina liberta-se e exerce ação sobre a circulação local. O efeito local imediato da libertação da histamina consiste na dilatação dos capilares, que se tornam porosos, e das arteríolas. Assim sendo, o seu imediato efeito funcional consiste em provocar um grande afluxo de sangue para as células lesadas. Este afluxo de sangue leva às células mais alimento, oxigênio, substâncias protetoras, como anticorpos, e constituintes reparadores. Se ousássemos atribuir propósito a tais eventos, poderíamos dizer que o objetivo da libertação da histamina é proporcionar rápida cicatrização à região lesada.

Lesão é termo relativo. Há um ponto em que o efeito de uma influência se torna uma lesão, ao passo que abaixo desse ponto não há lesão. É concebível que a histamina seja libertada normalmente no decurso ordinário da atividade celular cotidiana, para ajudar a regular o fluxo de sangue destinado à célula normal. Só quando uma influência se torna excessiva é que o efeito da histamina se torna óbvio, e possivelmente nocivo o aumento da dilatação dos capilares.

Em lesões graves, como as grandes queimaduras, a quantidade de histamina libertada é tão grande que ela penetra na circulação geral, afetando os capilares de todo o corpo. Através de suas paredes há extravasamento de líquido para o tecido circundante, e isto em tal quantidade que a pessoa perde a consciência e muitas vezes morre. Talvez seja esta a explicação do choque, a cujo respeito tanto se ouviu falar durante a guerra, em que uma pessoa cai em grave estado apesar de apresentar ferimento relativamente pequeno. Muitas das mortes até agora inexplicadas que ocorrem durante a anestesia cirúrgica, talvez se expliquem da mesma forma.

Muitos indivíduos há cujas células reagem com excessiva libertação de histamina a lesões mínimas ou a influências que não são deletérias para pessoas normais. Bom exemplo é o de pessoas alérgicas a agentes físicos como calor, luz, frio, irritação mecânica ou queimadura.

Em pessoas sensíveis ao frio tem ocorrido morte quando são expostas a vento extremamente frio até mesmo por pouco tempo. A explicação de tais mortes súbitas é compreensível à luz dos fatos anteriores. A urticária, a asma e a hemorragia renal antes referidas como resultado de sensibilidade a agentes físicos podem ser explicados peio mesmo modo. Estes agentes físicos, inócuos para o comum das pessoas, mostram-se perigosos ao alérgico a agentes físicos por causa de uma peculiaridade de seu equilíbrio celular, que prontamente liberta substância H.

Nas alergias atópicas em que os sintomas são induzidos por um alérgeno proteico, já mostramos que há produção de anticorpos. O anticorpo combina-se com o antígeno e a combinação, quando ocorre na superfície da célula, lesa esta última. Até aí chegamos em nossa explicação anterior. Mas não explicamos por que a célula lesada há de então produzir asma, urticária, febre-do-feno e outras manifestações alérgicas. Sir Thomas Lewis, todavia, afirmou que essa lesão celular causada pela combinação antígeno-anticorpo também liberta histamina, e assim aparecem os vários sintomas das condições alérgicas. Por outras palavras, qualquer que seja a fonte da lesão, a célula reage da mesma maneira. A profundidade e a gravidade dos sintomas dependem inteiramente do grau de lesão da célula.

Nos casos em que não se provou de maneira concludente a formação de anticorpos, como nas alergias a drogas e nas de contato devidas a metais simples, drogas químicas e óleo - resinas, pode-se ter uma explicação lógica e coerente. A célula pode ser diretamente lesada pelo agente particular, fazendo-a libertar substância H, que por sua vez acarreta os sintomas alérgicos. Não é necessário forçar os dados científicos para amoldá-los à ideia da existência de um mecanismo antígeno-anticorpo.

Mercê do trabalho de Lewis sobre histamina ampliou-se o conceito de alergia. A via imunológica é agora tão somente encarada como um dos vários meios pelos quais o organismo pode ser estimulado a reações alérgicas. Acha-se ela evidentemente fechada em casos de alergia a agentes físicos, mas nestes aparecem os mesmos sintomas que nos de alergia a agentes materiais. Pode-se encarar a reação alérgica, atualmente, como uma reação básica do organismo, induzida por grande variedade de caminhos, dois dos quais o imunológico e o da lesão direta celular — já foram por nós mencionados. Nos capítulos seguintes descreveremos uma outra grande via produtora de alergia.

Capítulo 9

Padrões de personalidade

COMO OS SINTOMAS alérgicos são devidos primariamente a dilatação anormal dos pequenos vasos numa área ou em grande extensão do corpo, é importante saber como se regula o tono (estado de dilatação ou constrição) dessa vasta rede. O tono dos pequenos vasos segue um ritmo definido governado pelas cambiantes exigências do organismo em geral e de cada área em particular, no processo paulatino de viver. Quando se examina esse ritmo, observa-se que outras forças, além das anteriormente referidas, podem causar dilatação dos pequenos vasos e, assim, precipitar sintomas alérgicos.

O sistema dos vasos sanguíneos é um arranjo de tubos que se vão progressivamente dividindo, a partir do coração e das grandes artérias, à semelhança do tronco de uma árvore com seus muitos ramos. Cada divisão de um dos tubos resulta em vasos menores e mais numerosos, até chegar-se à rede de capilares. Ao contrário, porém, do que ocorre com a árvore, os ramos do sistema sanguíneo não terminam em pontas isoladas e fechadas, mas continuam-se, por meio dos capilares, nas vênulas, e daí por diante forma um outro sistema que se vai organizando por um processo de união de canais, o qual dá origem a vasos, cada vez maiores e menos numerosos, até que se chega às grandes veias que desembocam no coração.

Essa enorme organização de tubos atinge cada porção do organismo, de modo que em cada uma de suas partes coexistem lado a lado os vasos muito pequenos e os grandes, exceção feita das maiores artérias e veias que formam a via principal que leva ao coração. A rede capilar também ocorre dentro da parede dos vasos maiores e do coração, servindo ao mesmo fim que nos outros tecidos. É com essa rede capilar e com as arteríolas e vênulas, que a acompanham, que nos ocuparemos principalmente.

Nos seus começos, tanto quanto podemos reconstruí-la, a vida foi um processo marinho. A evolução da célula inicial, habitante do mar, até o homem atual resultou da interação das alterações cataclísmicas que se verificaram na terra e dos minúsculos glóbulos de vida. Se as alterações não foram muito graves, os fragmentos de protoplasma, ou alguns deles, puderam alterar-se convenientemente e continuar. Se, pelo contrário, elas foram demasiadamente fortes, ocorreu extinção de espécies inteiras, de modo que desde o princípio a continuação da vida dependeu de sua capacidade de alterar-se de acordo com essas transformações da terra, por vezes eruptivas e violentas. Gradualmente essas células simples organizaram-se em colônias cada vez mais complexas, que revelaram diferenciação de atividade, até que surgiram os grandes animais do mar. Então, lentamente, e mais uma vez em consequência das condições cambiantes da terra, a vida deslocou-se do mar para as costas, de onde podia retornar momentaneamente à água, movendo-se porém mais tarde cada vez mais para dentro dos continentes, até que apareceram os mamíferos e os homens, para os quais o meio aquático é estranho, tendo eles de aprender a viver neles, se assim quiserem.

Mas se o homem escapou dos braços do mar, não deixa de continuar sendo uma criatura das profundezas. Seu sangue e o líquido que lhe banha as células, o líquido intersticial, é quase idêntico à água do mar, quanto à constituição. Quando se altera suficientemente a composição desse liquido, ou quando a quantidade de seus constituintes diminui apreciavelmente, a vida extingue-se.

Para distribuir esse líquido vital e mantê-lo em equilíbrio, desenvolveu-se o sistema de vasos que acabamos de descrever. Através dele é que cada célula se mantém em contato com os elementos do mundo, sejam eles benignos ou nocivos.

Nessa marcha para a frente, sobreviveram os animais que possuíam, entre outras coisas, um fluxo facilmente regulável do sangue e do líquido que banha as células. Aumentando a complexidade dos indivíduos, os vasos desenvolveram necessariamente maior sensibilidade para dirigir o seu conteúdo líquido para as áreas que mais necessitam dele a cada momento. Somente os sistemas altamente sensíveis poderiam atender às necessidades da maior complexidade, que as formas animais tiveram de adquirir.

Examinemos como se regula no homem esse sistema sanguíneo. Tentaremos revelar como as necessidades do corpo são levadas ao conhecimento desse sistema e como este responde; como qualquer ameaça e dano a uma parte do corpo proporciona imediato auxílio por parte desse sistema, e finalmente como pode este último comportar-se, em resposta a um pedido de auxílio, de maneira tão exagerada que toda a economia do corpo sai dos eixos, daí podendo até resultar a morte.

Os pequenos vasos são fundamentalmente regulados, quanto a seu estado de dilatação ou constrição, por três fatores principais, ou três grupos de forças. São eles: **Impulsos nervosos**; **substâncias químicas**, produtos comuns da atividade celular, produtos de glândulas especiais e constituintes do mundo que nos cerca; e **agentes físicos**, calor, frio, luz, irritação mecânica. Ainda não sabemos se, afinal, todas essas forças agem através do mesmo agente, ou independentemente. Mas sabemos que o tono dos pequenos vasos resulta dessas forças e que muda, pois, com as menores alterações de qualquer deles.

No tronco cerebral há uma área conhecida como centro vasomotor. Muita prova experimental possuímos de que esse segmento altamente especializado do encéfalo, à semelhança de uma estação de rádio, está continuamente enviando impulsos que excitam os pequenos vasos sanguíneos para que estes, contraindo-se, tendam a manter um estado normal de tonicidade. Sem esta constante influência, os capilares tenderiam a relaxar-se e dilatar-se; o sangue se acumularia neles, estagnando e extravasando para o tecido circundante, a pressão sanguínea baixaria, e daí resultaria certa perturbação e possivelmente morte. Este centro vasomotor é, todavia, afetado por vários fatores que agem sobre ele. Assim, os altos centros cerebrais, os que têm funções mais complexas, podem inibi-lo ou estimulá-lo, acarretando dilatação ou excessiva contração dos pequenos vasos. Na cólera ou qualquer situação em que se antecipe exercício muscular, o centro vasomotor é estimulado pelos centros superiores, fazendo que os pequenos vasos de certas áreas se contraiam e expulsando o suprimento sanguíneo para os músculos em que ele seja necessário para o exercício. A tensão emocional, caracterizada particularmente por medo ou ansiedade, provoca a transmissão de impulsos inibidores dos centros cerebrais superiores ao centro vasomotor. Como resultado disso, os capilares e as arteríolas se dilatam, especialmente na região do abdômen, onde o sangue se acumula, fugindo do cérebro e outros órgãos, do que pode resultar um desmaio. Esta reação é muito típica das mocinhas nervosas e excitáveis, nas quais o desmaio é ocorrência comum. Note o leitor, também, os aspectos funcionais das duas condições que acabamos de descrever. Na primeira, ocorre coordenação do fluxo sanguíneo para aumento de atividade, com diversão estratégica do sangue para as partes que mais necessitam dele, isto é, os músculos. Na segunda, o medo e a ansiedade desviam o sangue de centros importantes e a pessoa desmaia, talvez para escapar a uma situação intolerável, uma espécie de artimanha fisiológica semelhante às que os gambás praticam quando se fingem mortas, e que serve às necessidades imediatas do organismo. Biologicamente, em fases evolutivas prévias, a imobilidade e a perda de consciência provocadas pelo desmaio talvez hajam servido para afastar o ataque dos antagonistas.

A composição gasosa do sangue também afeta o centro vasomotor direta ou indiretamente. Se é alto o teor de bióxido de carbônio do sangue, ou baixo o de oxigênio (indicando ambos os casos perturbação da respiração), estimula-se o centro vasomotor, e os pequenos vasos sanguíneos tornam-se excessivamente estreitos. A constrição acarreta elevação de pressão dentro dos vasos, provocando circulação mais eficiente e rápida do sangue através dos pulmões, onde se pode então corrigir o desequilíbrio entre oxigênio e bióxido de carbônio.

Também os impulsos nervosos originados dentro do sistema sanguíneo podem influir no centro vasomotor, forçando-o a contrair ou dilatar os pequenos vasos, conforme as circunstâncias.

Os agentes químicos que agem diretamente sobre os pequenos vasos são, primeiramente, os que resultam da atividade vital das células. Quando o oxigênio necessário à vida celular não chega em quantidade suficiente a um determinado ponto, ou quando nele se acumula exageradamente o bióxido de carbônio, essa deficiência ou excesso de um dos gases pode agir diretamente sobre a parede de um pequeno vaso. O resultado de tal ação é uma dilatação que causa aumento do fluxo sanguíneo numa determinada parte. Excesso de sangue traz consigo mais oxigênio e maior capacidade de retirar o bióxido de carbônio, o que tende a corrigir a situação anômala, que não pode perdurar. Outros produtos da atividade celular também podem determinar a dilatação dos pequenos vasos e apressar a sua própria remoção do local. A histamina, de que já falamos, provavelmente se forma como resultado até mesmo da atividade normal de célula. Em quantidades mínimas, como aquelas em que ela se forma, sua ação é semelhante à dos demais produtos mencionados.

A adrenalina, produto da glândula suprarrenal, e a pituitrina, produto da glândula pituitária, causam constrição dos pequenos vasos por ação direta sobre sua parede. Ambos esses hormônios são normalmente segregados em pequenas quantidades, mas em condições de tensão ou «stress» sua quantidade aumenta e sua ação tende a preparar o organismo para «fugir ou lutar».

Entre os muitos outros hormônios que podem influir no tono capilar, encontram-se dois a cujo respeito muito se tem ouvido falar nos últimos tempos. Trata-se do adrenocorticosteróide, comumente conhecido como cortisona, que é normalmente segregado pelo córtex ou camada externa da glândula suprarrenal, e o hormônio adrenocorticotrópico, comumente conhecido como AOTH, que é segregado pela glândula pituitária e pode estimular o córtex suprarrenal à produção de cortisona. Ambos atuam diminuindo a porosidade da parede capilar e assim mantendo o tono.

Os agentes físicos representados pela luz e pelo calor causam dilatação dos pequenos vasos superficiais, ao passo que o frio os constringe.

A intricada interação de todas essas forças que agem diretamente sobre a parede do vaso ou, indiretamente, por mediação do sistema nervoso, cria um sistema condutor dinâmico que dirige e distribui o sangue de tal modo que cada parte local e o organismo como um todo podem enfrentar adequadamente o ambiente.

O sistema nervoso simpático e o parassimpático, conhecidos em conjunto como sistema nervoso autônomo, ou vegetativo, afetam diretamente o tono das arteríolas, das vênulas e dos capilares.

O sistema nervoso central é a via receptora das sensações ordinárias e o caminho telegráfico dos estímulos que iniciam a atividade voluntária e, até certo ponto, a involuntária. O sistema nervoso vegetativo, por outro lado, controla toda a atividade que normalmente se desenvolve em nosso corpo em nível abaixo do da consciência. Este é o sistema que regula o calibre dos vasos sanguíneos, a atividade glandular e outros processos fundamentais de que nem sempre nos damos conta. Do ponto de vista do tempo evolutivo, o sistema vegetativo é muito mais antigo que o sistema nervoso central.

Generalizando mais uma vez, podemos dizer que o sistema simpático e o parassimpático agem como antagonistas. Onde um deles dilata um músculo, o outro o contrai; onde um tende a estimular a secreção de uma glândula, o outro tende a secá-la. Entre as duas ações

VENÇA A ALERGIA

antagônicas estabelece-se um equilíbrio, ganhando controle um sistema em certas circunstâncias, e cedendo-o ao outro, em condições opostas.

Os sistemas simpático e parassimpático diferem, entretanto, sob um ponto de vista. Estruturalmente, o sistema simpático acha-se disposto de tal modo que quase todas as suas junções nervosas ficam perto umas das outras ao longo de ambos os lados da espinha e podem, por isso, ser facilmente estimuladas como unidade única. Isto quer dizer que essas junções nervosas, ou gânglios, (estações de conexão e relé dos impulsos nervosos) tendem a reagir simultaneamente a um único estimulante, de modo que todo o sistema simpático pode ser ativado ao mesmo tempo. Por outro lado, as junções nervosas ou os gânglios do sistema parassimpático acham-se muito separadas e ficam dentro ou perto dos órgãos que inervam, de modo que normalmente é muito pouco provável que tal sistema possa responder como uma unidade a um estímulo isolado.

Quando, em condições apropriadas, o sistema simpático responde como uma unidade, seu efeito total é preparar o organismo para lutar ou fugir. No animal de laboratório essa reação pode ser facilmente reproduzida. Quando se estimula de maneira total o simpático, observa-se dilatação das pupilas, ao mesmo tempo que as pálpebras se retraem para facilitar a visão de qualquer objeto próximo e perigoso, o coração bate mais depressa e com maior força, fornecendo mais rapidamente ao organismo os elementos de ação, os músculos da parede brônquica relaxam-se de modo que o oxigênio do ar pode penetrar mais facilmente, a parede intestinal relaxa-se e os esfíncteres, que fecham as suas extremidades, contraem-se para evitar diversão de atenção do objeto de perigo para necessidades de menor importância no momento, mais açúcar aparece no sangue como fonte de energia, o baço contrai-se forçando para dentro da corrente sanguínea maior número de glóbulos vermelhos, para transportar mais oxigênio, a musculatura lisa da pele contrai-se e os pelos eriçam-se, os pequenos vasos da pele e do abdômen contraem-se e o sangue se acumula nos vasos dilatados dos músculos, onde se torna mais necessário, pois os músculos ficam em estado de preparação para a atividade, os grandes músculos entram numa condição em que não se cansam facilmente.

Estas ações do simpático preparam o corpo para a todo instante resistir a um período de tensão. Cada um dos resultados mencionados é preparatório para a ação e as necessidades de ação do corpo como um todo.

Se todo o parassimpático pudesse ser estimulado ao mesmo tempo, a atividade resultante de diferentes órgãos e partes pareceria errática e sem propósito em relação ao organismo como um todo. Quer isto dizer que o padrão de ação constituído pelas ações separadas dos diversos órgãos resultaria em confusão. O coração tornar-se-ia mais lento, o tubo intestinal se aceleraria, com diarreia e vômito, a respiração tornar-se-ia difícil e asmática, o nariz ficaria entupido e o ar só com grande dificuldade passaria pelas cavidades nasais, a maior parte do sangue, circulando agora devagar, se concentraria nos vasos abdominais, a pele se aqueceria e cobriria de manchas, aparecendo urticária.

Na verdade, é raro ocorrer uma reação geral de todo o parassimpático, o que só costuma manifestar-se como resultado final de uma reação alérgica aguda, grave e por vezes fatal.

Questão de máxima importância que se apresentou muito cedo a respeito do sistema nervoso, foi esta: como se transmite o impulso elétrico do nervo ao tecido particular que ele inerva? Quando se estimula um nervo, ao

VENÇA A ALERGIA

longo dele passa uma carga elétrica que vai atingir o tecido em que o nervo termina. A velocidade do transporte, a intensidade da carga elétrica e sua direção podem ser facilmente demonstradas por meio de instrumentos medidores. Mas só recentemente se conseguiu descobrir a maneira pela qual o tecido interpreta a carga que recebe.

Todas as partes do sistema nervoso, seja central seja vegetativo, descarrega impulsos elétricos. Uma parte qualquer, ao receber tais impulsos, tem de traduzi-los, pois do contrário ela reagiria da mesma forma a todos os estímulos, uma vez que estes, qualquer que seja a sua origem, afinal não passam de impulsos elétricos.

Cannon e seus colaboradores, por meio de trabalhos de laboratório, demonstraram cabalmente, pelo menos segundo a maioria dos especialistas, que os nervos simpáticos produzem em suas terminações uma substância química, que é a adrenalina ou coisa muito parecida. A ação da adrenalina, quando injetada num animal de laboratório, é idêntica à do simpático.

O parassimpático produz, na extremidade de seus nervos, uma substância conhecida como acetilcolina, que, quando injetada em animal de laboratório, produz ação idêntica à que resulta do estímulo do parassimpático, e diretamente se opõe à da adrenalina.

O tecido, por sua vez, produz substâncias que neutralizam especificamente a atividade da adrenalina ou da acetilcolina. Tomando um caso hipotético, poderemos compreender como esta atividade complexa de substâncias age em condições normais para melhor proveito de cada parte do corpo. O simpático e o parassimpático participam juntamente da manutenção do tono de uma arteríola. Quando o simpático envia um impulso a uma área de arteríolas, produzindo-se então mais adrenalina do que necessário, o neutralizador produzido pelo tecido, a amina-oxidase, neutraliza o excesso. Se um impulso semelhante, viajando pelo parassimpático, estimula na mesma área a produção de excesso de acetilcolina, o excesso é neutralizado por uma substância manufaturada pelos tecidos, a colinesterase. Após neutralização, quantidades adequadas de adrenalina e acetilcolina agem sobre a parede do vaso. Se em nosso caso hipotético o resultado final de tais produções e neutralizações é uma certa quantidade de adrenalina livre, a parede do vaso contrai-se. Se o resultado é, pelo contrário, uma certa quantidade de acetilcolina livre, haverá dilatação. Se as quantidades de adrenalina e acetilcolina livres se equilibrarem, então não haverá alteração no calibre dos vasos.

Outros fatores, além dos impulsos nervosos, que participam da regulação do tono dos pequenos vasos, são de ordem química e física. Os três principais fatores agem entre si por meio de um complexo jogo de controles e equilíbrios, de que resulta um delicado e complicado mecanismo que regula o tono.

Mas o intricado equilíbrio mantido em condições normais pode perturbar-se em circunstâncias anormais. Um extremo dessa distorção de equilíbrio causa acentuada dilatação dos capilares, com aumento associado de sua porosidade. Vazamento do conteúdo líquido do sangue através das paredes porosas do tecido circundante produz inchaço local e manifestações alérgicas.

Quando suficientemente estimulado, como se demonstra em animais de laboratório, o sistema parassimpático que inerva determinado órgão, nele induzirá efeitos que muito se parecem com a clássica reação alérgica do mesmo órgão. Assim, por exemplo, quando se estimulam excessivamente os nervos da árvore brônquica, causam eles a constrição dos pequenos brônquios, o que representa a causa direta da reação anafilática na cobaia. O estímulo do parassimpático que inerva o nariz, causa dilatação capilar e arteriolar que acarreta inchaço da membrana mucosa, resultando sintomas de febre-do-feno. A excitação parassimpática do tubo intestinal acarreta excesso de atividade da musculatura intestinal e relaxamento dos esfíncteres, resultado final que é indistinguível da alergia intestinal. Como na maioria das áreas o estimulo do parassimpático resulta em dilatação e porosidade dos pequenos vasos sanguíneos, e como no homem a dilatação precede o inchaço da membrana que reveste os órgãos e, portanto, a manifestação alérgica, segue-se que os sintomas alérgicos podem resultar de excesso de excitação, em parte ou no todo, do sistema nervoso parassimpático.

Surge naturalmente a questão de saber como se processa esse estímulo fora do laboratório. De maneira mais precisa, como é estimulado no homem o sistema parassimpático? Antes de discutir o assunto, convém lembrar que, como o simpático e o parassimpático estão em equilíbrio dinâmico, o excesso de estímulo de um pode resultar tanto de sua própria excitação quanto da inibição do outro.

O sistema nervoso vegetativo atua totalmente abaixo do nível da consciência e, nesse particular, difere inteiramente do sistema nervoso central que responde, em grande parte, em direção voluntária consciente, como no uso dos músculos esqueléticos, na fala, no pensamento, etc. O sistema nervoso vegetativo geralmente não pode ser dirigido pela consciência.

Podemos dizer que o sistema nervoso vegetativo está intimamente ligado aos processos físicos abaixo da consciência e também aos sentimentos e à vida emocional. Nada tem que ver, a não ser indiretamente, com a vida intelectual. Deve-se recordar que este é o sistema primariamente responsável pelo aprestamento do animal para o combate contra o perigo ou a fuga dele, o sistema primitivo que atuou muito antes do pensamento, antes da inteligência, e que realiza suas funções nas formas mais simples e menos desenvolvidas da vida animal. Suas origens podem ser rastreadas até a mais forma de animal multicelular, talvez mesmo até o animal unicelular.

Embora o homem civilizado tenha tendência para figurar-se como animal pensante, dono quase absoluto de si próprio, há grandes terrenos de atividade que se passam por baixo do delicado estrato de sua consciência. Nesses terrenos existem não apenas os padrões de sua longa evolução, mas também a resultante de infinitas experiências durante a sua vida. A estreita camada de sua consciência é prontamente superpovoada por suas experiências que rapidamente são empurradas para as camadas inferiores. Essas experiências são misturadas entre si e integradas, neutralizando em alguns casos, reforçando noutros, os elementos biológicos evolucionários, ou instintos, desde o nascimento, presentes nas camadas inferiores. O resultado da interação dessas experiências com os instintos é um padrão de personalidade, cujo mecanismo se acha por baixo do nível de consciência e intimamente associado com o sistema nervoso vegetativo.

Pode-se logicamente supor que certos aspectos da personalidade atuem sobre o sistema nervoso vegetativo e resultem em reações alérgicas. Através desse sistema experimenta-se medo, cólera, ansiedade e até emoções mais complexas. Havendo íntima conexão entre o sistema nervoso vegetativo e o tono dos pequenos vasos, segue-se que também as emoções devem ter íntima relação com o tono dos pequenos vasos. E como, além disso, o tono dos pequenos vasos se associa intimamente com as reações alérgicas, pode-se concluir que as emoções podem causar reações alérgicas.

Embora existam muitos especialistas nesse campo que neguem firmemente tal afirmação, a experiência clínica de muitos outros não permite aceitar essa recusa. Pacientes que têm constituição alérgica ou que mostram provas cutâneas positivas aos alérgenos comuns, oferecem o mais simples exemplo de estímulos emocionais ou psíquicos que resultam em reações alérgicas. Warren T. Vaughan refere o caso de uma senhora claramente alérgica a melancia. Todas as vezes que ela comia melancia, reagia com náusea, vômito e câimbras abdominais. Sofreu tais sintomas tantas vezes que nem mais podia tolerar a vista da fruta. Finalmente, sempre que entrava numa sala de jantar onde se servia melancia, a simples vista da fruta sobre a mesa fazia-a ficar nauseada, vomitar e ter as câimbras.

Howard Lee, de Oshkosh, Wisconsin, realizou interessante experimento. Durante a estação da febre-de-feno de capim, quando ele estava tratando grande número de doentes de febre-do-feno, pendurava em sua sala de espera uma carta que continha a contagem diária de pólen. Um dia, quando a contagem estava realmente mais baixa do que há muito, marcou uma acentuada elevação. Ao fim desse dia, diversos de seus muitos pacientes estavam com graves sintomas de febre-do-feno. Esses pacientes tinham passado bem nas semanas anteriores e suas reações naquele dia em particular eram sem dúvida consequentes à falsa informação de estar a contagem excessivamente alta.

Widal, há muitos anos, estava tratando de uma senhora que acreditava ser sua asma provocada pelas rosas. Persuadiu-a a cheirar rosa certo dia, e ela manifestou graves sintomas de asma, não suspeitando de que a rosa que Widal lhe oferecia, era artificial.

Tais exemplos de simples fatores psicológicos a agir em indivíduos atópicos são talvez inteiramente semelhantes à prova experimental dada por Pavlov, dos reflexos condicionados. Pavlov fazia acompanhar com um toque de campainha comida de seus cães. Após algum tempo, bastava tocar a campainha para que os cães entrassem a salivar e os sucos estomacais fossem segregados como quando os cães recebiam alimento.

Talvez possamos explicar esses sintomas alérgicos em termos semelhantes aos de Pavlov. Em todos os três exemplos acima referidos agira durante algum tempo uma alergia atópica. A combinação antígeno-anticorpo realizara-se nas células do tecido envolvido em numerosas ocasiões, ocorrendo em cada vez uma lesão celular e libertação de histamina. A histamina estimulava o parassimpático, fazendo-o segregar a acetilcolina. O desequilíbrio resultante causava excessiva dilatação capilar, inchaço e sintomas. Por outras palavras, estabelecera-se uma via para a dilatação. Quando chega um estímulo psicológico, em vez de material, o impulso induzido pelo estímulo psicológico seguirá o caminho já estabelecido pelo parassimpático porque é a via de menor resistência. Como resultado, aparecem a dilatação e os sintomas alérgicos.

Criando-se um desequilíbrio do sistema nervoso vegetativo, podem-se estimular fatores psicológicos à produção de sintomas alérgicos. Muitas crianças asmáticas reagirão a situações com ataques asmáticos de considerável gravidade em lugar de explosões temperamentais. Estas crianças encontram-se em idade que não permita pensamento calculista, de modo que seus ataques não podem ser simulados. Além disso, o exame delas durante o ataque revela todos os sintomas típicos de outros ataques induzidos por alimentos ou inalantes. As situações que os precipitam, variam grandemente. Muitas vezes o objeto aparente do ataque é ganhar atenção e amor por parte dos pais, ou então pode ele ser expressão de frustração, raiva, medo ou ciúme, ansiedade ou insegurança.

Uma criança inteligente, embora sem ter consciência disso, pode utilizar tais ataques para seus próprios fins, como fez uma criança asmática de oito anos, a mais nova numa família de quatro filhos. O irmão e as irmãs são consideravelmente mais velhos que ela, os pais encontram-se quase na casa dos cinquenta anos e têm padrão de vida razoavelmente bom.

A asma da criança era da variedade perene, relativamente branda e não incapacitante. Durante os três últimos anos, entretanto, os ataques começaram a ocorrer com gravidade inexplicável e de maneira súbita na segunda semana de setembro. Na primeira vez em que tal aconteceu, ela foi levada para a Flórida a conselho do médico de família e lá passou muito bem. Retornou a Nova-Iorque em junho e foi enviada a um acampamento, onde permaneceu até o mês de setembro seguinte. Naquela ocasião repetiu-se todo o processo. A criança revelou muitas sensibilidades, nenhuma das quais específica à área de Nova-Iorque, não havendo explicação para o súbito agravamento dos sintomas em setembro. No ano seguinte foi mandada à Flórida em companhia do irmão mais novo, e os sintomas foram muito graves. No ano seguinte foi de novo à Flórida com a mãe, e os sintomas foram brandos.

A menina ainda chupava dedo aos oito anos. Fora uma criança indesejada e este fato deve ter chegado de algum modo a seu conhecimento. Era demasiadamente nova para brincar com o irmão e a irmã, e sentia-se inteiramente só, o que aumentava a sensação de ser indesejada. Odiava a escola, sentia-se infeliz nas aulas e tinha de ser forçada a ir.

Partindo desses fatos, não foi difícil rastrear a recorrência dos sintomas. Sentindo-se só e insegura, combatia ela tudo quanto pudesse separá-la da mãe e do lar. A escola significava estar longe de casa. O período escolar começava em setembro. Ela estava bem na Flórida porque a mãe estava com ela. Na realidade, tinha a mãe toda para si e nem tinha que reparti-la com os outros membros da família.

Está a menina agora nas mãos de um psiquiatra, pois em seu caso existem muitos fatores psicológicos, todos eles de natureza complexa.

Apenas mencionamos o sumário do caso dessa menina. O que se deve concluir é que a asma, uma vez estabelecida por diversos alérgenos, pode ser reproduzida por desvios psicológicos.

Outro paciente interessante é o fabricante de roupas que manifestava agravamento de sua asma todos os anos em abril. Os sintomas continuavam até outubro. Durante esse tempo ele passava de cada vez várias semanas de cama, ficava esquelético, perdendo dez quilogramas de peso, adquirindo o aspecto de pessoa velha e acabada. Em outubro os sintomas diminuíam e em duas ou três semanas ele revivia. A princípio parecia estarmos lidando com um caso de pólen, pois os sintomas se agravavam quando as árvores, os capins e as ervas daninhas estavam cheios de pólen. As provas cutâneas revelaram numerosas reações positivas, mas a sensibilidade ao pólen estava presente apenas em grau pequeno. Não obstante, em vista de sua história, foi o paciente tratado intensamente com polens, embora não se obtivesse alívio nem mesmo após diversos anos de tratamento.

No decurso de muitas entrevistas, obteve-se um raiozinho de luz. Em março de cada ano o fabricante de roupas produzia uma linha de modelos, em que investia grande quantia. Só em setembro é que sabia das perspectivas de venda da linha, e é certo que um golpe errado poderia arruiná-lo. Jamais errara, todavia.

Cabe ao psiquiatra saber por que um homem de negócios de tanta experiência haveria de exibir tão profunda ansiedade a respeito dos riscos normais de sua indústria. Aconselhado naquele entretempo a mudar o seu negócio para uma linha menos arriscada, que lhe assegurasse renda mais ou menos firme, consentiu ele afinal, após muitas protelações, em seguir tal orientação. Vendeu o negócio e investiu o seu dinheiro em imóveis, o que lhe dava uma renda mensal regular. Sua asma praticamente desapareceu.

Estes casos exemplificam a precipitação de sintomas alérgicos em indivíduos atópicos, em que agentes materiais antes haviam provocado sintomas, por fatores emocionais de complexidade variável. A via para a dilatação havia sido antes aberta por agentes materiais e pelo mecanismo imunológico. A estrada, agora facilmente atravessável, foi seguida por impulsos oriundos dos centros superiores, como resultado de conflito emocional.

Nenhum de nós vive fora do reino inconsciente da atividade emocional. Em cada um de nós roda esse giroscópio de que não temos consciência, ou apenas a temos vagamente, dando direção a nossa vida. Até mesmo que a direção da atividade emocional seja perfeitamente confortável e aceitável, a rotação pode por vezes causar súbitas deflexões erráticas de nosso curso e isto, na pessoa alérgica, pode acarretar agravação dos sintomas. Em resumo, os fatores emocionais quase sempre desempenham algum papel nos sintomas dos alérgicos. Podem ser o fator principal, como nos casos que descrevemos, mas também, podem ser fator secundário, causando apenas exacerbações aparentemente inexplicáveis e ocasionais. Ou então podem ser tão importantes como os ofensores materiais para a formação do quadro geral do indivíduo atópico.

Existem vários registros autênticos de indivíduos não-atópicos, que não mostram reações cutâneas positivas, nos quais não se consegue demonstrar ação de nenhum ofensor físico ou material, mas que, todavia, apresentam várias manifestações alérgicas, brandas ou severas, induzidas e mantidas pelos conflitos emocionais básicos que constituem uma estrutura de personalidade instável. Apesar desses casos definitivamente provados, há alergistas que, por uma razão ou outra, lhes negam validade. Mais tarde discutiremos esta divergência de opiniões baseada em semântica e não em fatos clínicos. O certo é que sintomas que não se podem distinguir da asma, febre-do-feno, urticária, enxaqueca, perturbações intestinais, eczema e numerosos outros sintomas complexos atribuíveis a típicos alérgenos, também são produzidos por uns tantos conflitos emocionais profundamente arraigados. Em linguagem simples e direta podemos dizer que os sintomas alérgicos podem ser iniciados e mantidos exclusivamente por fatores psicológicos. De nossa discussão a respeito do sistema nervoso vegetativo, sua função geral, sua posição no processo evolutivo e no desenvolvimento do indivíduo, sobressai que ele tem evidente relação com a vida emocional. Não é difícil, pois, compreender como uma alteração ou disfunção não possa causar desequilíbrio no outro. Já indicamos como o desequilíbrio no sistema nervoso vegetativo pode produzir sintomas alérgicos.

O tipo de um indivíduo, a constituição de sua personalidade, sua atitude em face das generalidades e das coisas específicas do viver, suas reações e situações complexas ou simples, tudo isto é a soma de toda a sua experiência, a começar do nascimento, ou até mesmo antes. Podemos explicar-nos de outra maneira. O indivíduo nasce com impulsos ou instintos definidos, que são a cristalização de imensas épocas de experiência evolutiva, os fundamentos necessários à continuação e ao desenvolvimento da vida. Na realidade, só sobreviveram as espécies que desenvolveram tais instintos.

Os instintos são funções do sistema nervoso vegetativo, e sobre eles atuam inúmeras forças desde o nascimento, ou mesmo antes. Estas forças são função da sociedade e mudam perceptivelmente com as principais alterações observadas na sociedade, tornando-as imediatamente sentidas, seja como opostas seja como favorável e estimuladora dos instintos inerentes. As forças da sociedade são representadas por situações como o horário alimentar, o treinamento higiênico das crianças, as restrições de atividade da vida de cidade ou apartamento, os sim e não transmitidos por nossa estrutura social à criança e mais tarde ao adulto através dos pais, amigos, mestres, amas e instituições.

A estabilidade, ou não, de uma personalidade depende do resultado dessa interação de forças do meio externo com os impulsos inerentes. O padrão ou a estrutura da personalidade é construído historicamente, fundando-se nas mais antigas dessas interações e continuando através da vida. Como um edifício, entretanto, se seus alicerces são defeituosos, a superestrutura pode desmoronar com o mais leve vento. A estabilidade da personalidade depende da liberdade dos impulsos instintivos ou de adequada compensação para eles, quando reprimidos. É óbvio que em nossa sociedade uma completa liberdade dos instintos acarretaria o caos. Nem é desejável uma completa liberdade dos instintos primitivos quando vivemos em sociedade complexa. A energia desses impulsos internos, quando inteiramente suprimidos pelas forças sociais, resultaria numa personalidade totalmente desequilibrada. Onde a interação dos dois é tal que a energia desses impulsos encontra saída total num meio socialmente aceitável, o resultado é uma personalidade estável que pode suportar a maioria das tempestades.

Não sabemos ainda por que uma personalidade de estrutura defeituosa haja de resultar em certos sintomas alérgicos, como asma, urticária, etc. Mas sabemos como. Também é verdade que não sabemos por que indivíduos atópicos com, por exemplo, sensibilidade ao pólen reagem num caso com febre-do-feno, em outro com asma e ainda num terceiro caso com conjuntivite. Não se sabe por que num certo indivíduo um determinado órgão ou tecido especifico, e não outro, é sede de reação alérgica. Mas o como é sempre o mesmo, qualquer que seja o ofensor. Os impulsos que encontram seu caminho no sistema nervoso vegetativo, num caso (conflito emocional) são produzidos por excitação direta desse sistema, em outro caso (substância proteica como pólen) indiretamente por via imunológica.

Mergulhar nos aspectos psicanalíticos das manifestações alérgicas exigiria todo um livro. Basta indicar, como antes fizemos, que essas manifestações existem e são inauguradas por algum conflito agudo ou crônico, de natureza emocional. Esse conflito serve de base a uma estrutura de personalidade defeituosa, que se perturba ante situações comuns da vida. A energia dessa oscilação é transmitida ao sistema nervoso vegetativo, resultando daí as manifestações alérgicas.

Um dos maiores e mais precoces perigos que enfrenta a formação de uma personalidade estável é uma relação mãe-filho desequilibrada. Por várias razões pode a criança desenvolver excessiva dependência em relação

VENÇA A ALERGIA

à mãe, um amor não retribuído. No adulto esse amor pode ser expresso por muitos modos. Pode manifestar-se como amor ou como hostilidade que mascara o que seria um amor socialmente inaceitável. Pode transparecer como amor ou hostilidade por um pai que representa mascarada ou aberta competição pela mãe. A figura materna pode ser transferida da verdadeira mãe para o marido, a esposa, um mestre ou amigo. Como a sociedade, os mores e a tradição interferem na primitiva personalidade, o amor ou o ódio pelos pais ou o desejo dessas coisas da parte dos pais são recobertos por muitas camadas, até que só vagamente podem ser reconhecidos como amor ou ódio.

Thomas M. French, após estudo dos fatores emocionais na asma, conclui que «os ataques asmáticos tendem a ser precipitados por situações que ameaçam separar o paciente de alguma figura materna. A separação temida pode ser uma separação realmente física, porém mais frequentemente é o perigo de alheamento da figura paterna devida a alguma tentação a que o paciente se acha exposto. Em tal situação o ataque de asma parece ter a significação de um choro reprimido.»

As conclusões do Dr. French pareceriam valer no caso da menina de oito anos antes referido.

Nos casos alérgicos descritos nas páginas seguintes os únicos fatores possíveis como iniciadores ou precipitadores eram emocionais.

A srta. G, estenógrafa de quarenta anos, bela e inteligente, contou uma história de asma recorrente de duração de vinte anos. A asma tornara-se progressivamente mais grave nos últimos anos e muitas vezes a incapacitava por semanas seguidas. Ela não era atópica, isto é, suas provas cutâneas eram negativas, e não havia focos reconhecíveis de infecção que pudessem servir de causa de sua condição.

Seu primeiro ataque ocorreu aos vinte e um anos. Um jovem fizera-lhe a corte durante alguns meses e finalmente passara a insistir na proposta de casamento. Segundo disse a paciente, não conseguira ela encontrar nada de mau na ideia de desposar o moço e à medida que essa conclusão se lhe impunha, começou a notar certa falta de ar, especialmente observada quando estava com o rapaz. Uma noite, quando os dois se achavam sentados no carro dele, discutindo a possível data do casamento, teve ela o primeiro ataque severo de asma. Assustou-se, mas restabeleceu-se num ou dois dias. Daí por diante o simples pensamento do matrimônio lhe era penoso e sempre que o seu pretendente procurava forçá-la a marcar data, imediatamente, ou pouco após a partida dele se desencadeava um ataque de asma. Afinal ela o rejeitou. Vários anos mais tarde outro homem a cortejou e, embora não chegasse a propor-lhe casamento, teve ela recorrência da asma.

Quando a paciente recordou todos os acessos de asma que teve, verificou-se que cada um deles estava relacionado seja à consideração do casamento, seja a amizade com homens, seja ainda a doença física na família ou a saída em férias ou a doença materna.

Aos quarenta anos permanecia solteira e vivia sozinha com a mãe. Mais tarde revelou que ela e a mãe ainda dormiam juntas na mesma cama.

A psicodinâmica deste caso é complicada. Basta dizer que dentro de período relativamente curto de psicanálise ela começou a melhorar. Ainda se acha sob tratamento, mas a perspectiva de um futuro livre de asma se abre diante dela.

Um jovem de vinte e dois anos sofreu seu primeiro ataque de urticária gigante várias semanas após receber ordem para apresentar-se ao seu posto de recrutamento.

A urticária era grande e tomava as pálpebras, os lábios, os braços e as pernas. Durava vários dias de cada vez, obrigando-o a permanecer de cama. Foi ele admitido no exército e durante um prazo de dois meses de treinamento básico, a pequena distância de casa, sofreu recaídas benignas, que todavia não chegavam a interferir em sua atividade, tão brandas eram. Na noite seguinte àquela em que seu grupo recebeu ordem de seguir para um porto de embarque, foi ele recolhido a um hospital com extensa urticária que, além da superfície do corpo, tomava também a garganta. Esta última exigiu tratamento de urgência porque o inchaço rapidamente progredia e ameaçava a respiração.

Exames rigorosos não revelaram causa orgânica para a condição. Com tranquilização e indicação de que aquela condição o inabilitava para o serviço militar, os sintomas começaram a regredir e, dois meses após seu retorno, haviam desaparecido completamente, não mais voltando.

Hoje, em vez de considerar a alergia como um curioso fenômeno imunológico devido apenas a proteínas tóxicas, sabe-se que a resposta alérgica pode ser despertada por qualquer faceta de nosso meio ambiente, material ou imaterial. A resposta alérgica é apenas a exacerbação de um processo fisiológico normal, isto é, o relaxamento ou a dilatação dos pequenos vasos. A resposta alérgica tem seu embasamento em dilatação excessiva. Por outras palavras, ela é o resultado do exagero de um processo normal necessário. É, pois, um desvio antes quantitativo do que qualitativo.

O processo normal que se exagera, é primariamente um processo de proteção. A reação alérgica é, pois, o resultado de uma excessiva extensão da proteção, a ponto de tornar-se não apenas inútil, mas também nocivo ao organismo. É um processo de proteção que toma o caminho errado.

Se a reação alérgica é um desvio quantitativo (isto é, diferente quanto ao grau, não quanto à espécie) do normal, é correto dizer que ele existe potencialmente em todo indivíduo normal.

Capítulo 10

Alergia e doença em geral

DOENÇA, EM SENTIDO LATO, é o que acontece quando o indivíduo sucumbe a algum elemento, ou alguns elementos, de seu meio interno ou externo. Tal como observada através de seus vários sintomas e sinais, a doença é manifestação de luta entre esses elementos e o organismo, e pode tomar vários cursos. A luta pode terminar em completa vitória do organismo, a qual se revela pelo desaparecimento total dos sintomas e pelo retorno à saúde. Mas também pode o fim consistir em radical vitória dos elementos perturbadores, o que significa morte. Embora a doença possa continuar por um longo período, durante o qual se observe alternância de estados quiescentes com surtos de luta, o resultado final tem de ser ou o retorno à saúde ou a morte.

É para nós importante o largo conceito da doença como luta entre o indivíduo e o meio porque traz. implícita, o fato de que durante a luta o organismo mobiliza mecanismos protetores. Um desses mecanismos, quando suficientemente estimulado, resulta em manifestações alérgicas, de modo que no curso de uma doença se podem notar sintomas que são primariamente devidos a alergia. Na doença ou na saúde atua o mecanismo alérgico, mas os sintomas alérgicos só se tornam manifestos quando o mecanismo se torna exagerado a um certo ponto.

Os agentes infectuosos às vezes atuam sobre o organismo, produzindo manifestações alérgicas, da mesma maneira que outros alérgenos. Já salientamos o papel das bactérias presentes em vários pontos do corpo como iniciadoras de sintomas alérgicos, tendo-se dado especial atenção às que se encontram nos focos de infecção. Os sintomas que simbolizam o progresso e muitas vezes o êxito de muitos processos infecciosos nascem da sensibilização e da reação do corpo a bactérias e outros agentes invasores. Neste capítulo estudaremos com mais detalhes a sensibilização do corpo por bactérias e sua reação a elas.

Nos primeiros tempos do estudo de Koch sobre a tuberculose, quando disputava com Pasteur a primazia nos novos campos da bacteriologia e da imunologia, eletrizou ele o mundo inteiro com a promessa de um remédio capaz de curar a temível doença. Foi uma promessa precipitada. Ele costumava ser um pesquisador cuidadoso, meticuloso, paciente, que acumulava montanhas de dados, fazia repetidas observações, corroborava-as de várias maneiras antes de tirar uma conclusão. É claro que Koch nunca deu ao mundo o prometido remédio, mas deu-lhe a tuberculina.

Considerando os conhecimentos sem dúvida rudimentares dos melhores cientistas daquela época, é compreensível que até mesmo Koch, o cauteloso, sábio e verdadeiro cientista, se tenha enganado ao pensar que a tuberculina fosse remédio contra a tuberculose. A vacinação e a imunização eram novidades e seus resultados, espantosos. Koch observara um estranho fenômeno, cujo sentido só mais tarde se conheceria, após a anafilaxia de Richet e a tradução desse conceito no de alergia humana por von Pirquet.

Verificou Koch que, quando esfregava pequena quantidade de bacilos da tuberculose na pele arranhada de animais infectados, ocorria uma típica reação. Dentro de vinte e quatro horas a região se tornava avermelhada, elevada e quente. Nas quarenta e oito horas seguintes a reação aumentava de diâmetro, sua altura ficava maior, sua parte superior começava a indentar-se e gradualmente entrava a ulcerar. A extensão da reação dependia da quantidade de bacilos da tuberculose aplicados na pele arranhada e da gravidade da infecção do animal. Conseguiu também Koch isolar das culturas do bacilo da tuberculose uma fração que reproduzia a mesma reação local quando injetada ou aplicada sobre a pele arranhada. Essa fração tem o nome de tuberculina, havendo Koch demonstrado constituir ela o produto da atividade vital do bacilo. Acha-se a tuberculina relacionada com o bacilo da tuberculose de maneira mais ou menos semelhante à da penicilina ao Penicillium notatum, o mofo que lhe dá origem. Acreditou Koch que ela fosse semelhante à toxina diftérica isolada das culturas do bacilo diftérico. Também acreditou que, tratando animais e homens tuberculosos com esse material, conseguisse imunização e cura da doença, à semelhança do que faz a toxina diftérica.

Embora Koch estivesse errado, pois a tuberculina não cura a tuberculose, provou que na reação à tuberculina o organismo infectado desenvolve alergia ao bacilo da tuberculose. Trabalhos ulteriores demonstraram que a tuberculina é a fração proteica do bacilo da tuberculose, e outras experiências, que se seguiram, deixaram claro que é a essa fração que o organismo se sensibiliza. Há muitas outras frações no bacilo da tuberculose, mas a elas não se desenvolve alergia.

VENÇA A ALERGIA

Koch encontrara ainda, inadvertidamente, uma prova simples para revelar a existência passada ou presente de bacilo tuberculosos no corpo. Uma prova positiva à tuberculina não significa necessariamente que o paciente esteja sofrendo de tuberculose, mas significa que os bacilos da tuberculose estão ou estiveram presentes. A maioria dos habitantes das cidades, antes das medidas preventivas atuais, dava reação positiva porque, havendo muitos casos abertos de tuberculose, entravam eles em contato com a doença. Não significa isto que todos tivessem tido tuberculose ativa, mas que quase todos, no começo da vida, desenvolviam forma subclínica da doença, a qual era prontamente dominada pelo organismo. Mas como o bacilo da tuberculose estivera presente uma vez no corpo, a prova da tuberculina mostrava-se positiva na maioria dos casos. Essa prova é, pois, de maior significação quando negativa, porque indica que a doença que se está investigando, salvo casos excepcionais, não é a tuberculose.

Em resumo, uma reação positiva à tuberculina indica que o indivíduo desenvolveu alergia ao bacilo da tuberculose. Por causa dessa alergia aparecem nos tecidos certas alterações que não se observariam se não houvesse alergia. Muitos dos sintomas e boa parte do curso da tuberculose dependem dessa alergia.

A alergia ou a hipersensibilidade ao bacilo da tuberculose é típica daquele tipo de sensibilidade que antes mencionamos na larga classe da sensibilidade a agentes infectuosos. Os mecanismos da alergia a agentes infectuosos e das alergias atópicas são semelhantes em seus aspectos mais gerais, embora haja diferenças nos aspectos secundários.

Em quase todos os casos de sensibilidade a agentes infectuosos, a reação cutânea é do tipo protelado, aparecendo após um período de horas ou dias, ao contrário da imediata reação aos polens e substâncias alimentares, que ocorrem dentro de dez a vinte minutos. Fundamentalmente, a reação geral ou local em ambos os casos é devida a dilatação e aumento de porosidade dos pequenos vasos sanguíneos. Se se examina ao microscópio o local da pele submetido à prova da tuberculina, notam-se dentro de dez a quinze minutos alterações que não se observavam a olho desarmado. Vê-se, por esse modo, que a reação protelada na alergia aos agentes infectuosos na verdade só é retardada em sua manifestação ao olho desarmado, começando, todavia, a realizar-se tão prontamente como a reação aos polens ou alimentos.

Embora ainda não se tenham revelado anticorpos na alergia a agentes infectuosos, não havendo ainda meio algum para demonstrar-lhes a existência, a reação positiva da tuberculina na pele proporciona prova dedutiva da presença de tais anticorpos. Essa reação positiva implica a existência de um agente que sensibiliza a pele. Como esta se torna sensibilizada quando ocorre ou ocorreu infecção em qualquer parte do corpo, e como agente infectuoso implica presença de anticorpos que se lhe oponham, é muito provável que o agente responsável pela sensibilização da pelo seja um anticorpo.

A reação alérgica é um exagero de reações que normalmente ocorrem no corpo não alérgico, não diferindo quanto à natureza das reações normais. As manifestações alérgicas são resultado de uma alteração quantitativa nos processos fisiológicos da saúde, um aumento de grau de tais processos. A alteração de calibre dos pequenos vasos é o eixo em torno do qual revolve o processo da alergia.

Podemos imaginar que o tono dos pequenos vasos (dilatação ou estreitamento) opere em três níveis. O primeiro é o fisiológico em condições normais. As alterações de tono nesse nível são primariamente observadas nas funções normais e cotidianas de suprir as células, remover os subprodutos da vida celular e dirigir a quantidade necessária de sangue para qualquer parte do corpo, a qualquer momento. O segundo é o nível inflamatório. Nele as variações de tono são maiores, a fim de lidar com corpos estranhos essencialmente inertes e com processos de ataque. O mais simples exemplo consiste na introdução de uma lasca de madeira na pele. A parte é lesada e, assim, ameaçada, e por isso o organismo envia grandes suprimentos de elementos combativos através do sangue para a área atingida. Para atender ao grande aumento do fluxo de sangue, alarga-se o calibre dos vasos da região, ocorrendo inchaço em torno da lasca.

No terceiro nível, ou alérgico, a dilatação local dos vasos é muito maior, aumentando grandemente a porosidade da parede dos pequenos vasos e escapando-se para os tecidos circundantes grande quantidade de líquido. Em vista dessas observações, podemos considerar a reação alérgica como de proteção acelerada, se não ocorresse serem os seus resultados muitas vezes devastadores em relação ao organismo como um todo. Na melhor das hipóteses, se queremos entreter teorias a respeito de propósito natural, podemos dizer que a reação alérgica é um mecanismo de proteção que dá errado.

O processo de dilatação com vazamento do líquido do corpo para o tecido circundante, e inchaço, recebe o nome de inflamação. A reação alérgica é, pois, em grande parte inflamatória.

Na tuberculose desenvolvem-se ao mesmo tempo vários processos. Quando o bacilo da tuberculose penetra no corpo pela primeira vez há ativa mobilização da defesa orgânica contra ele. Após curto prazo ocorre a sensibilização contra o invasor, a qual por sua vez aumenta o processo de proteção. Assim fazendo, entretanto, as reações tissulares aumentam de velocidade e de área e, no que tange ao indivíduo infectado, seu grau de doença é muito maior do que quando não ocorre sensibilização. A inflamação e a destruição de tecido que resultam dessa batalha entre o invasor e o corpo são iguais, mas a velocidade com que elas se manifestam e a quantidade de tecido destruído são muito maiores.

Muitos fatores determinam a velocidade e o grau de desenvolvimento da alergia ao bacilo da tuberculose em consequência de infecção. Se assim não fosse, todos os tuberculosos teriam os mesmos sintomas, que por sua vez teriam o mesmo curso. Esses fatores são, em resumo, o número de bacilos que conseguem entrar inicialmente no corpo, sua virulência, a resistência natural do organismo, a capacidade inata que este revela de desenvolver alergia, várias alterações temporárias que podem ocorrer no estado fisiológico normal do corpo, e a via pela qual o bacilo atinge a intimidade do organismo.

A alergia desenvolvida contra o bacilo da tuberculose no indivíduo tuberculoso é, fundamentalmente, responsável por exagerada inflamação e morte do tecido. Esta reação pode ser apreciada na prova da tuberculina (ou no fenômeno de Koch que resulta no mesmo tipo de lesão, mas que é iniciado pelos próprios bacilos e não pela tuberculina.) Inflamação e morte do tecido ocorrem onde quer que, no corpo, os bacilos se alojem, sensibilizem e se multipliquem. Já se demonstrou experimentalmente que no organismo que não se torna sensível aos bacilos, só se desenvolve pequeno grau de inflamação, não havendo, ou só havendo pouca, morte de tecido.

A alergia na tuberculose é parte íntima da doença, tal como a conhecemos, e é responsável pelos mais sérios e espalhados sintomas do mal e sua patologia. Os animais de laboratório que não se tornam sensibilizados ao bacilo da tuberculose, podem suportar, sem sintomas, dose de bacilos mil vezes maior, ou mais, do que a letal. Após dessensibilização dos animais suscetíveis com a tuberculina, dose muitas vezes maior que a letal produz apenas efeitos de menor importância. Os animais que não são dessensibilizados dessa forma, têm morte rápida.

A tuberculina é, primariamente, a fração proteica dos produtos metabólicos do bacilo da tuberculose. A injeção de tuberculina na corrente sanguínea de um animal infectado acarreta grandes reações no local da infecção ativa. Essa reação é realmente vista clinicamente, às vezes, por mero acaso quando se faz uma prova de tuberculina em paciente alérgico em que se suspeita a existência de tuberculose: pode ele então revelar rápido e grande agravamento dos sintomas. Se a lesão é nos pulmões, pode ocorrer toda sorte de sintomas relativos aos pulmões, mostrando o raio-X talvez espalhamento da lesão original. Exacerbações após injeção de tuberculina na corrente circulatória ocorrem mais frequentemente na tuberculose do olho e outras áreas. Os sintomas que aparecem após injeção de tuberculina, resultam das reações alérgicas à tuberculina por parte dos tecidos em que se encontram bacilos da tuberculose. Esses tecidos talvez sejam mais alérgicos do que outros, situados em local distante da infecção ativa. Os resultados dessa injeção de tuberculina podem variar desde o aumento da inflamação até hemorragia ou mesmo morte e exfoliação dos tecidos.

A inflamação torna-se maior à medida que os pequenos vasos se dilatam cada vez mais em consequência da ação alérgica; através de suas paredes pode passar o próprio sangue, que então embebe os tecidos circundantes; os vasos podem desintegrar-se e arrebentar, cortando o sangue da região e provocando morte dos tecidos e sua exfoliação no local.

A ação que acaba de ser descrita explica muitos sintomas de tuberculose. Quando há diversas lesões em ambos os pulmões, se as lesões num deles são muito pequenas e inativas, as do outro grandes e progressivas, uma súbita libertação de tuberculoproteina do último pode acender e ativar o primeiro.

A tuberculoproteina, injetada num animal de laboratório infectado com bacilos da tuberculose ou absorvida pela corrente sanguínea de uma pessoa infectada com bacilos da tuberculose, pode causar uma reação alérgica que resulta em elevação da temperatura, dor de cabeça, dores articulares, prostração e até mesmo morte. Estes sintomas são muito parecidos com os da doença do soro.

Os sintomas da tuberculose não são exclusivamente devidos a alergia. Há por certos outros fatores que influem nos sintomas e em seu curso: o número de bacilos presentes e ativos em dado momento, a virulência desses bacilos, a resistência do corpo.

De quanto dissemos até aqui poderia parecer que o corpo é completamente ineficiente no combate à tuberculose. Tal não é verdade. Durante o curso da tuberculose desenrolam-se no organismo processos destinados a combater o micróbio. O principal objetivo desses processos é cercar e isolar os bacilos de modo que nem eles nem os seus produtos possam cair na corrente circulatória. Quando o isolamento tem êxito, se não houve excessiva destruição de tecido, que impeça o funcionamento adequado da parte, a doença se detém. Os processos responsáveis pela detenção da marcha da doença são conhecidos coletivamente pela designação de resistência corporal e esta resistência é o principal antagonista da causa mais importante de sintomas, a alergia.

Dedicamos tanto espaço à tuberculose porque essa doença tem sido exaustivamente estudada e porque foi a primeira em que se descobriu uma prova cutânea de fim diagnóstico. A reação alérgica desempenha, entretanto, papel no quadro dos sintomas e no curso de todas as outras doenças infectuosas ou contagiosas. O quadro variará, certamente, com as características do organismo invasor, sua virulência e a resistência do organismo.

Quando conhecemos o papel da alergia na doença infectuosa, torna-se compreensível por que uma certa bactéria produz sintomas. É verdade que outros fatores tomam parte no processo, como a predileção de certas bactérias por certos tecidos, a razão relativa de sua multiplicação e a produção de toxina.

A febre reumática é outra doença que foi recentemente submetida a exaustivo estudo do ponto de vista da alergia. Rich e Gregory, da Johns Hopkins, demonstraram de maneira definitiva que os sintomas e o curso da doença são primariamente devidos a um estado alérgico do corpo induzido por estreptococos. Em termos muito amplos podemos dizer que o indivíduo que tem uma dor de garganta devida a estreptococos, pode tornar-se sensibilizado a eles. Em época futura uma segunda ou terceira infecção da garganta pode resultar em febre reumática. São muito semelhantes os sintomas da febre reumática e da doença do soro. Ocorrem múltiplas dores articulares, inchaço e febre alta. Pode, além disso, surgir coleção de líquido numa ou em diversas cavidades do corpo, abdominal, do peito, no espaço entre o coração e as membranas que o envolvem. Na febre reumática a lesão primária é também uma dilatação dos pequenos vasos com extravasamento da porção líquida do sangue. Na febre reumática isto frequentemente ocorre no próprio coração, tanto na parede muscular quanto nas válvulas. A ocorrência dessas alterações no coração é devida primariamente à mecânica dessa área.

Rich e Gregory sensibilizaram animais de laboratório a estreptococos. Deram então a esses animais uma dose de choque e conseguiram na maioria dos casos reproduzir todos os sintomas e alterações que ocorrem nos seres humanos. Existe uma lesão característica, o chamado nódulo de Aschoff, que no coração humano é prova praticamente incontroversa de que o indivíduo sofre de febre reumática. Rich e Gregory produziram tais nódulos no coração de animais de laboratório com a dose choque de estreptococos.

Doenças como artrite, nefrite, doenças contagiosas comuns, doenças de vírus em geral, infecções por fungos, sífilis, lepra, febre ondulante e muitas outras revelam semelhante mecanismo alérgico na produção de seus sintomas. Existe realmente indicação de um mecanismo alérgico em outras grandes categorias de doenças, como o câncer e os tumores não-malignos, doenças metabólicas e até mesmo doenças degenerativas, como o endurecimento das artérias.

Não mais se pode sustentar a ideia de ser a reação alérgica característica de uma limitada categoria de doenças, mas infelizmente esta ilusão semântica ainda perdura. A reação alérgica não passa de processo fisiológico exacerbado, desenvolvido na luta pela existência.

Capítulo 11

A ideia mais nova

EM SEU MAIS amplo sentido, a alergia é uma resposta fisiológica exagerada do organismo a uma ameaça. O exagero dessa resposta toma o aspecto de excessiva dilatação dos pequenos vasos com correspondente aumento de porosidade. Emergindo o homem de sua condição de animal primitivo para a de ser social, permaneceram, em sua maioria, as antigas ameaças próprias do meio do animal primitivo. São estas, fundamentalmente, forças naturais, como o clima, e espécies inimigas de plantas e animais. Além disso, surgiram mais novas ameaças ao homem como unidade biológica, partindo diretamente da sociedade que ele desenvolveu; representam elas essencialmente o resultado do progresso tecnológico e dessa coisa nascente no mundo, que são as relações humanas.

Às duas primitivas vias que conduzem à reação alérgica, a imunológica e a traumática direta, ajuntou-se, pois, uma outra, com o desenvolver-se da sociedade, isto é, a via emocional, a caráter-estrutural, que antes de a sociedade aparecer existia em condição de extrema simplicidade, ou não existia.

Não devemos conceber as «ameaças» como produto de uma natureza maligna, que se ponha a imaginar agentes especiais e perigosos contra a vida. Pelo contrário, as «ameaças» que nascem na vida, sejam elas do nível biológico primitivo, o nível das mais primitivas formas vivas, ou do nível social, não passam de subprodutos da vida e catalisadores de seu desenvolvimento. Súbitas alterações eruptivas em climatologia representaram séria ameaça a certas formas de vida, e é verdade que algumas espécies foram completamente extintas por causa dessas alterações. Por outro lado, as alterações meteorológicas iniciaram uma alteração na estrutura e na função da vida, que permitiu continuassem outras formas a viver e evolver. Tal relação de oposição à vida ainda é mantida por ameaças que surgem da própria sociedade. Assim, embora as fábricas com sua produção em massa proporcionem maior abundância de artigos necessários e de luxo para o grande público, aumentam ao mesmo tempo os riscos da saúde e da vida para os trabalhadores e o público em geral. A comodidade e o progresso representado pelo automóvel acham-se em contraste com a proporção tremenda de acidentes e mortes de motoristas, que se observa anualmente.

    A palavra alergia é usada hoje comumente para indicar um tipo específico de processo mórbido. Na verdade, há quem restrinja a palavra àquelas condições em que atua um verdadeiro ou provável mecanismo imunológico, perpetuando assim uma ilusão semântica. Tão consistente é pensar em alergia, no sentido imunológico restrito, como falar de um automóvel, como tal, apenas quando ele se acha em movimento. Embora o mecanismo imunológico seja de grande importância, não passa de um dos mediadores da alergia. Os estímulos diretos traumáticos (luz, calor, frio) e os chamados estímulos psicogênicos também podem seguir a via comum e acarretar ação alérgica. Além disso, se usamos a palavra alergia para denotar apenas uma situação em que ocorrem sintomas, a definição passa a ser simplesmente de grau, deixando fora de consideração a extensão da atividade dos vasos sanguíneos e a reatividade celular menores que o necessário para produzir sintomas e, todavia, do mesmo tipo que os produz.

É precisamente com essa base quantitativa que podemos estabelecer distinção entre os indivíduos que são atópicos, isto é, hereditariamente alérgicos com provas cutâneas positivas, e os que não são. A diferença entre pessoas atópicas e não-atópicas depende essencialmente da variação que existe em cada característica biológica e social isolada de indivíduos e evita a existência de seres humanos que sejam idênticos a qualquer respeito. Esta variação entre indivíduos também se encontra na reatividade das células às lesões que têm de frequentemente enfrentar. Nos indivíduos em que é grande a reatividade celular, aparecem alergias declaradas, as chamadas hereditárias; nos que a manifestam em menor grau, talvez nunca apareçam os sintomas de alergia. Entre esses dois extremos encontram-se vários graus de reatividade celular e probabilidade de sintomas alérgicos.

Para compreender a alergia em seu estrito sentido atual, e também em sua significação mais larga, deve ela ser encarada historicamente, devendo a perspectiva histórica ser tão larga que possa abranger os horizontes do desenvolvimento da própria vida.

Muitas vezes o que parece diferença qualitativa definida é simplesmente uma diferença quantitativa. A vida surgiu da matéria não viva por um processo de rearranjo do modelo dinâmico de energia. A diferença fundamental de padrão entre a matéria viva e a morta está no arranjo da energia. Na matéria viva a energia é livre momentaneamente utilizável, volátil, reativa. Embora a energia na matéria morta seja em sua maioria latente, mostram as reações químicas que ela pode ser posta em grande atividade sob certas condições. A libertação da energia atômica pela fissão nuclear é o mais impressionante exemplo desta afirmação. Neste último caso foi o homem, por seu desenvolvimento científico, que criou as circunstâncias necessárias para libertar a energia adormecida na matéria morta. Mas ainda não é ele capaz de dirigi-la construtivamente nem possui os meios de regulá-la ou de dar-lhe a qualidade de autoperpetuação.

Mas a natureza, por meio de suas inúmeras forças que interagem e interpenetram a matéria não-viva durante imensos períodos, produziu uma libertação e redireção de sua energia latente inerente. Esse padrão nascente de energia reproduziu-se a si próprio, e assim surgiu a vida. Tal foi, numa palavra, o processo de evolução do não-vivo ao vivo e, uma vez aparecido este último, a direção que ele tomou quanto à forma e à função foi determinada pela perpetuação de si mesmo. Quer isto dizer que a vida continuou naquela direção que permitiu que a função de reprodução se perpetuasse. A evolução das formas vivas foi determinada por esse impulso para a perpetuação e pelas cambiantes circunstâncias da terra. A vida só continuou porque podia reproduzir-se. A maneira específica pela qual ela se reproduziu foi grandemente determinada pela interação de suas características especiais com as forças do mundo que a bombardeavam.

Os movimentos da mais simples forma de vida, a célula isolada, que pode ser vista ao microscópio, reflete a dinâmica de sua energia. Os movimentos básicos, contração e relaxamento, são aparentemente associados, respectivamente, com carga e descarga de energia biológica. Quando a célula se contrai, o movimento representa acúmulo de energia, e quando ela se relaxa há libertação da energia acumulada. O padrão fundamental da vida é a contração (tensão mecânica), carga (acúmulo de energia biológica), descarga (libertação de energia biológica) e relaxamento. Esse padrão de vida serve de base a todas as funções vitais, simples e complexas. É o padrão fundamental para ingestão de alimento e oxigênio, para excreção de subprodutos da digestão e da respiração, para o movimento que é muitas vezes regulado pela atração e repulsão de elementos do meio ambiente. A quintessência do padrão da vida aparece no processo da reprodução que na célula isolada se realiza pela divisão da célula em duas partes. Cada célula resultante desse processo tem o mesmo padrão de energia dinâmica. Por mais complexo que seja o movimento ou a função de um organismo, pode ele ser reduzido a contração e relaxamento com seu acompanhamento de carga e descarga de energia biológica.

A energia biológica que serve de força operatriz da vida é a mesma, qualquer que seja a função a que nos refiramos. Como a reprodução é a necessidade primeira para continuação da vida, a carga e descarga de energia dessa função é muito maior que a de qualquer outra. Embora a respiração, a digestão e a excreção sejam fundamentais à vida do indivíduo, são secundárias em relação à reprodução, que é necessária para a vida da espécie.

A célula participa por inteiro da ingestão e da digestão das partículas de alimento, da excreção, da respiração e da reprodução, de modo que a célula isolada age como uma unidade em todos os seus processos vitais. A necessidade de alimento, oxigênio, eliminação de subprodutos e perpetuação da espécie é sentida pela célula toda, que como um todo também reage a elas.

As inúmeras e cambiantes ameaças ou obstáculos à vida gradualmente mudaram a forma de vida. A forma resultante sempre foi um esforço de sobrevivência

VENÇA A ALERGIA

147

e continuação, de certo modo uma forma de contornar e vencer a natureza. Lentamente a vida desistiu de sua simplicidade. Passaram a existir organismos de duas células, de quatro, esferas e cilindros ocos de células vivendo coletivamente. Originaram-se ainda estruturas mais complexas em que o coletivo dividiu o seu trabalho total de viver, e certas células assumiram funções específicas. Finalmente vieram os mamíferos e o homem.

Com o desenvolvimento de funções especializadas na forma coletiva de vida, surgiu o desenvolvimento de linhas de comunicação e abastecimento, de modo que o animal pôde agir como uma unidade, informando-se da condição de cada uma de suas células a cada instante e emitindo ordens a cada célula ou grupo de células, segundo a exigência de cada momento. Surgiram as linhas de abastecimento como estradas transportadoras de alimento e produtos de excreção para dentro e para fora das células. Apesar de sua complexidade e especialização, o organismo agia como unidade. Embora células específicas realizassem tarefas específicas, a energia do organismo todo era utilizada em cada atividade isolada de cada célula isolada. Em formas complexas de vida, como na célula isolada, o organismo todo tinha noção da necessidade de alimento, oxigênio, excreção, movimento e reprodução, embora grupos diferentes de células se destinassem agora a funções diversas. A vida da célula individual era a vida do organismo coletivo, e vice-versa.

As vias de comunicação que surgiram eram os elementos do sistema nervoso primitivo e muito se pareciam com o sistema nervoso vegetativo dos animais superiores. Essas linhas de comunicação na vida unicelular, tanto quanto sabemos hoje, não são de natureza estrutural, mas química ou físico-química.

Desenvolvendo-se a complexidade funcional e estrutural do organismo, lentamente apareceram as duas partes componentes do sistema nervoso vegetativo — o simpático e o parassimpático. Com a evolução da vida, também o sistema nervoso evolveu para uma forma mais intricadamente organizada, mas sua função fundamental permaneceu a mesma, isto é, agir como caminho para a energia biológica. O sistema nervoso simpático tornou-se primariamente ligado à energia de contração e o parassimpático com a de dilatação ou relaxamento. Cada movimento, cada atividade do mais altamente desenvolvido organismo animal resulta de padrões simples ou complicados de contração e relaxamento, e, portanto, de carga e descarga de energia.

No sistema vegetativo há divisão e redivisão de elementos, semelhantemente ao que ocorre no sistema vascular, até que filamentos desse sistema se põem em íntimo contato com cada tecido do corpo e especialmente com o sistema sanguíneo.

O desenvolvimento das linhas de abastecimento, ou do sistema sanguíneo, fez-se de maneira paralela ao desenvolvimento das linhas de comunicação, ou do sistema nervoso. Essas linhas de abastecimento foram um meio de interiorizar o mar de onde se retiravam as coisas necessárias para a continuação da vida — alimento, água, oxigênio. Tudo o que o corpo humano faz, é feito num meio líquido. Quando ingerido, o alimento é prontamente transformado em massa úmida e finalmente em líquido. Quando respirado, o ar é umedecido na boca, no nariz, na garganta o nos menores bronquíolos. A reprodução faz-se em meio líquido.

No desenvolvimento da ideia de alergia até agora temos visto as células vivendo num complexo coletivo, cada qual realizando uma função específica para o coletivo e ao mesmo tempo realizando para si mesma todas as funções como comer, respirar, excretar e reproduzir-se. Esses grupos especializados de células são mantidos como um organismo ativo por meio dos sistemas nervoso e sanguíneo. Por mais complexa que se torne a vida, o modo de agir continua baseado na carga e descarga de energia, em contração e dilatação. O coletivo complexo permanece uma totalidade única, apesar das múltiplas células.

O padrão de energia surgiu da interação da matéria não-viva com várias forças da natureza. A continuação e o desenvolvimento desse padrão dependeram da acomodação do organismo vivo à grande variedade dos elementos da natureza, da utilização, por ele, de alguns e de sua vitória sobre outros que tendiam para perturbar aquele padrão. A estes últimos podemos atribuir o nome de ameaça. O organismo vivo lidou com esses elementos, quer sua ação fosse finalmente deletéria ou benéfica, por meio do mesmo mecanismo básico. Após muita adaptação, os elementos que foram utilizados, apenas despertavam no organismo certo grau de reação, ao passo que os que não podia utilizar, e que interferiam no padrão de energia fundamental, provocavam grau muito maior de reação, que se manifestava sob forma de doença.

O mecanismo básico é o estado de contração e dilatação dos pequenos vasos, com a influência correlata sobre a parede dos mesmos vasos e a passagem de líquido de uma área para outra.

Com o desenvolvimento do homem veio a fase de coletivização conhecida como sociedade. Os organismos já biologicamente complexos reuniram-se numa complicada organização social para lidar mais eficientemente com os elementos da natureza. Com esse novo tipo de coletivização surgiu o desenvolvimento concomitante do indivíduo e uma porção de ameaças aos indivíduos. Apareceram o raciocínio e novas relações entre os indivíduos. Desenvolveram-se as tradições, os mores, os costumes e com eles a vida emocional do homem. Embora nascidas do desenvolvimento biológico do homem, os mores mostraram-se muitas vezes estranhos ao estado puramente biológico, e entre os dois apareceu o conflito. O resultado das necessidades biológicas e dos requisitos sociais tem o nome de personalidade ou caráter e é um padrão emocional intimamente ligado ao sistema nervoso vegetativo.

A capacidade de raciocinar, o pensamento ou intelecto também se desenvolveu nessa época e foi talvez fundamentalmente responsável pelo ulterior desenvolvimento da sociedade. O intelecto, um complexo da integração da memória, da percepção e da concepção, é o reino da consciência. Do ponto de vista do longo tempo evolucionário, o intelecto é o mais recente desenvolvimento no homem e acha-se intimamente relacionado com o nível inferior do inconsciente, emocional e biológico.

Como a célula isolada e, mais tarde, o complexo de células coletivamente, o homem, animal social, é uma totalidade. Todos os seus processos, embora realizados por partes especializadas, originam-se em cada parte. Um problema na relação interpessoal, percorrendo complicado caminho pelo sistema nervoso vegetativo, afeta o calibre de pequenos vasos, podendo a doença resultar prontamente de tais relações sociais.

Os processos totais do corpo buscam manter o indivíduo no mais perfeito funcionamento. Um aumento do abastecimento de sangue, proporcionado pela dilatação dos pequenos vasos, atende às necessidades de qualquer parte especial, induzidas em último caso pelo mundo externo. Há três níveis dessa dilatação. O primeiro é o normal ou fisiológico. O segundo e o terceiro são anormais e conhecidos como níveis inflamatório e alérgico. O mesmo estímulo ou ofensor pode provocar qualquer

VENÇA A ALERGIA

grau dessa dilatação em diferentes indivíduos, variando isto acentuadamente com o indivíduo. Um alimento ingerido causará dilatação normal dos vasos do tubo digestivo ou em torno dele. Se o alimento for um pouco irritante, causará dilatação pouco acentuada com talvez um pouco de náusea, vômito, diarreia. Se a pessoa é alérgica ao alimento, entretanto, a dilatação será excessiva e poderá então ocorrer qualquer combinação de sintomas graves no tubo gastrointestinal ou em qualquer outro sistema ou combinação de sistemas do corpo. Na verdade, a diferença entre reações normais e anormais é simplesmente de grau e qualquer pessoa, nas condições adequadas, pode reagir de maneira alérgica.

Três vias diversas podem levar à reação alérgica: a imunológica, a traumática e a emocional, as quais atuam afinal num caminho comum. Os diferentes elementos da natureza são tratados de maneira diferente pelo corpo, dependendo da natureza dos elementos e da reação que despertam no padrão de energia do organismo e não sobre qualquer atividade diretora ou seletiva do próprio corpo. Qualquer proteína ou substância semelhante a proteína, ou ligada a ela, que se lance no padrão de energia, ativa um subprocesso conhecido como formação de anticorpos. No caso da pessoa alérgica, a formação de anticorpos sai dos limites, prendendo-se os anticorpos às células e lesando-as em vez de protegê-las. Lesão e proteção diferem apenas quantitativamente, de modo que fenômenos que parecem completamente antitéticos, são na verdade graus diferentes do mesmo processo. Tomemos alguns exemplos comuns. Uma armadura é mecanismo de proteção, mas se ela estiver apertada em torno de quem a usa, poderá asfixiar e matar. Um gole d'água pode saciar a sede, mas quatro litros tomados de uma vez podem matar. Ácido fênico a dois por cento pode proteger contra infecção, mas a vinte por cento pode matar.

DIAGRAMA DO MECANISMO ALÉRGICO
EMOCIONAL
Relações interpessoais
Condicionamento social
Situações agudas

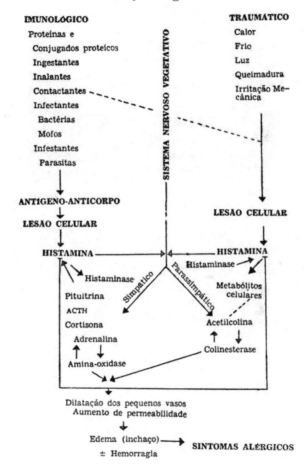

Da mesma forma os agentes traumáticos podem proteger ou matar. No indivíduo não-alérgico certos agentes podem ser benéficos, mas no alérgico a célula pode ser perturbada. Essa perturbação, a lesão, não passa de uma exacerbação do processo protetor que se dá dentro das células do não-alérgico em contato com o mesmo agente.

A via emocional para a alergia acha-se aberta em todos os indivíduos, pois o conflito emocional está sempre presente em todos nós. Exacerbada, pode resultar em neurose, transbordar para o caminho que conduz ao parassimpático e resultar em manifestações alérgicas.

Todo aspecto da natureza, do mundo em torno de nós, agindo sobre nós, mediante uma reação orgânica exacerbada contra ele, pode produzir sintomas alérgicos. Tais sintomas não resultam de uma reação orgânica até então desconhecida, despertada de algum modo misterioso por qualquer agente, mas são simplesmente a expressão de uma reação normal que excedeu os próprios limites.

O caminho normal da estimulação alérgica consiste num complexo dinâmico de neuro-hormônios e seus neutralizadores, hormônios, metabólitos, histamina, variações de temperatura, gases respiratórios e outras substâncias ainda desconhecidas. Os fatores emocionais são parte integrante da reação orgânica total e podem desempenhar papel isolado ou combinado na alergia. O uso vernacular de «alergia» em expressões como «alérgico à esposa», ou «alérgico ao trabalho», não é mera brincadeira, mas tem fundamento científico. O conflito emocional em que a companheira de alguém ou sua função na estrutura econômica da sociedade é o eixo fundamental, não é certamente comum. Tal conflito pode ser a causa subjacente de reações alérgicas.

Capítulo 12

Agentes ofensivos secundários

PERTURBADORES QUE NÃO SÃO ALÉRGENOS

HÁ MUITOS agentes ambientes a que a pessoa alérgica pode não ser especificamente sensível e que, todavia, podem desencadear severos sintomas alérgicos. Podemos chamá-los de agentes ofensivos secundários. Como existe uma reação a todos os fatores ambientais que afinal se revela pela reação capilar, tal reação no sistema de reação exacerbada, a que chamamos alergia, pode deflagrar atividade incomum e, assim, sintomas alérgicos. Podemos conceber essa série de eventos como um transbordamento da energia de uma reação normal para o peculiar equilíbrio em que se baseia a reação alérgica, dando origem, desse modo, à reação alérgica. Por outras palavras, trata-se de uma reação a uma reação, que não segue nenhum dos três caminhos para a reação alérgica, mas que antes transborda para o caminho final comum.

A reação do indivíduo chamado normal a muitos desses fatores, embora observada repetidamente, ainda não está bem compreendida em seus detalhes. Por esse motivo não se pode esboçar o mecanismo exato que essa reação põe em ação na pessoa atingida pela alergia. Não obstante, um quadro completo das fontes de perturbação na alergia há de abranger tais fatores. Abaixo arrolamos os mais proeminentes desses fatores ofensivos secundários.

FATORES SECUNDÁRIOS

A atmosfera é mistura turbulenta de gases que manifestam muitas características físicas, a que se estão sempre ajustando. Entre as que parecem criar dificuldade para os alérgicos contam-se as seguintes:

PRESSÃO BAROMÉTRICA

Há anos se vem observando que a queda da pressão barométrica, que prenuncia tempestade ou precipitação, também acarreta dificuldade para muitos alérgicos. Os asmáticos, os alérgicos nasais e sinusíticos, os alérgicos com complicações articulares parecem ser os mais atingidos. Tais pessoas podem frequentemente prever a aproximação de uma tempestade antes de haver qualquer sinal óbvio dela. Sem dúvida, os alérgicos com sintomas relacionados a outros sistemas do corpo também podem ser afetados pela baixa da pressão. Um caso típico é o da mulher de meia-idade de Nova Jérsei que sofria de inchaços alérgicos das mãos, das pernas e do rosto. Muitas vezes despertava ela das profundezas do sono, rosto enormemente inchado, e pedia ao marido para verificar se estava certa a previsão que ela fazia de neve ou chuva acompanhada de vento e tempestade. Estava sempre certa.

Pesquisadores que trabalham no terreno da bioclimatologia têm repetidamente observado aumento das mortes de asmáticos e outros alérgicos durante as épocas de uma frente ciclônica ou de incursão polar, quando a pressão barométrica baixa sensivelmente.

Ainda obscura é a explicação de tais efeitos, mas a mais provável parece ser a que relaciona a influência da pressão barométrica com o diâmetro capilar. Essa pressão tenderia a manter o diâmetro capilar em seus menores valores e agiria como freio contra aumentos súbitos ou grandes. Quando a pressão cai, a tendência do capilar seria para dilatar-se ou amentar. Nos alérgicos, cujo sistema capilar é mais do que instável, tal queda de pressão poderia resultar em acentuada dilatação dos capilares, aumento de porosidade de suas paredes e vazamento da parte líquida do sangue através delas para os tecidos circundantes, do que resultaria perturbação alérgica.

UMIDADE

É consenso geral entre os alergistas que o acentuado aumento de umidade atmosférica é mau para muitos alérgicos. Parece isto particularmente verdadeiro para os alérgicos com dificuldade respiratória, como, por exemplo, a pessoa que sofre de asma, bronquite alérgica, alergia nasal, complicações dos seios. A explicação que se dá e que de modo algum se acha provada, é que em tempos de grande umidade ocorre interferência na evaporação da pele e das membranas mucosas que revestem as superfícies internas do corpo. Isto interfere no processo geral da respiração, de modo que o indivíduo respira mais depressa. A mais rápida respiração causa excessiva eliminação de bióxido de carbônio. Como este se acha intimamente envolvido na manutenção do nível de acidez do sangue, ocorre queda dessa acidez. Diz-se que o estado de baixa acidez interfere na respiração e no tono capilar, desenvolvendo-se então os sintomas alérgicos.

Nas pessoas com alergia cutânea, especialmente eczema, a interferência na evaporação resulta em irritação da pele e surtos da condição alérgica.

Nevoeiros, neblinas e outras manifestações de elevada umidade atmosférica produzem, como é notório, dificuldade para muitos alérgicos. Paradoxalmente, porém, o ar excessivamente seco acompanhado de calor também costuma provocar aquelas dificuldades com a mesma frequência e gravidade.

ALTERAÇÕES DE TEMPERATURA

Como se indicou em capítulo anterior, o calor e o frio podem ser fatores alérgicos específicos, que despertam reações alérgicas próprias. Estas não devem, pois, ser incluídas na lista de agentes secundários. Aqui estamos apenas interessados na temperatura como ofensor secundário. Súbitas quedas de temperatura, ou elevações, como as que ocorrem naturalmente na natureza ou que se verificam quando a pessoa passa de um cômodo quente para um frio, ou vice-versa, ou quando atira fora os cobertores ao acordar num quarto relativamente não aquecido — todos esses fatos têm sido observados como causa eventual deflagradora de manifestações alérgicas.

Qual a possível explicação desse fenômeno? A dilatação e a constrição capilares estão muito intimamente ligadas a alteração de temperatura. Esta ação dos capilares tanto pode desviar o sangue das áreas superficiais do corpo para as suas profundezas, para evitar o seu resfriamento muito rápido, como se vê na súbita palidez do rosto quando se sai de casa para o frio, quanto realizar a ação aposta quando o rosto se encarniça no calor e o sangue vem ter aos tecidos superficiais para resfriamento através da evaporação da perspiração. Estas oscilações do tono capilar com a variação de temperatura no alérgico, que tem uma rede capilar altamente instável, podem resultar e, na verdade muitas vezes resulta, em dilatação excessiva dos capilares e, consequentemente, complicação alérgica.

VENTOS E ALTITUDE

Ambos influem, segundo se tem observado, nos sintomas alérgicos. Parece difícil explicar como um vento possa por si afetar, ainda que secundariamente, a alergia. A compreensão torna-se mais fácil quando consideramos o que significa o vento e o que ele pode trazer consigo. Podem os ventos anunciar alterações que afetam a umidade e a temperatura; podem percorrer curtas distâncias ou então centenas de quilômetros trazendo consigo extraordinárias quantidades de alérgenos ou alérgenos raros para o local em que se acha o paciente. Em ambos os casos este pode passar mal, e a dificuldade será então relacionada com o vento.

Durante gerações os médicos europeus referiram que os alérgicos, especialmente os asmáticos, se beneficiam com as altas altitudes, acima de 1 400 metros. Alguns acreditam que o benefício não decorra propriamente da altitude, mas do ambiente completamente diverso quanto a poeira, polens, mofos, bactérias c outros agentes. Outros acreditam que nas altas atitudes a atividade do sangue tende para aumentar, beneficiando desse modo o asmático.

UMA SUBSTANCIA ESPECIAL NO AR

Há alguns anos Manfred Curry, médico alemão, que trabalha em bioclimatologia, comunicou a descoberta de uma substância desconhecida normalmente presente no ar. Chamou Aran a essa substância, gasosa, e afirmou variar sua concentração com os vários fenômenos meteorológicos. Segundo ele, não eram a pressão ou a umidade, a temperatura ou a altitude que tinham efeito específico sobre as pessoas, mas as diferentes concentrações de Aran, que aumentava ou diminuía conforme as condições meteorológicas. Em algumas pessoas, acreditava ele, o Aran causaria espasmo dos músculos, e assim se explicariam certos tipos de condições como súbitos espasmos de asma, em que agem os músculos brônquicos. Em outros, dizia, o Aran causaria uma dilatação dos capilares não raro suficiente para acarretar vazamento da parte líquida do sangue para os tecidos circundantes e, assim, a alergia.

Embora interessante, não foi a ideia corroborada.

IONIZAÇAO: CARGAS ELÉTRICAS NO AR

O ar geralmente tem cargas elétricas. Durante muito tempo tem havido muito mistério em torno das ideias de «ar fresco» e «ar parado». Quimicamente são iguais, para todos os fins práticos, mas o ar parado, como sabem todos, é muito desagradável e pode produzir numerosos sintomas em algumas pessoas. Os asmáticos, muito em particular, têm-se dado mal com o ar parado. Acredita-se que a diferença entre o ar fresco e o parado consista na carga elétrica. O ar parado perdeu uma grande parte de sua carga elétrica. O ar fresco é mais agradável, salubre e com carga elétrica. O ar que se segue a uma chuva de verão é particularmente fresco porque a chuva traz para baixo cargas elétricas das nuvens de tempestade. Ainda obscura é a maneira pela qual essas cargas agem sobre nós.

MATÉRIA ATMOSFÉRICA PARTICULADA

Suspensas no ar e transportadas pelos ventos a distâncias variáveis, existem partículas de tamanhos variáveis e também de nocividade variável para o homem.

Na verdade, a atmosfera em todos os tempos é um mar de partículas flutuantes, que voam e dançam e cujo tamanho varia desde o microscópico e o submicroscópico (neste último grupo encontram-se partículas de menos de um décimo de milésimo de milímetro, o tamanho de muitos virus). As maiores dessas partículas são muitas vezes vistas como partículas móveis num raio de sol.

Em condições normais enfrentamos essas partículas trazidas pelo ar de maneira eficiente e sem interferência no funcionamento de nosso corpo. Em certas condições, porém, sua presença se faz sentir. Entre elas, as mais irritantes são:

CONTAMINANTES INDUSTRIAIS

Em áreas altamente industriais podem aparecer de vez em quando altas concentrações de contaminantes industriais, de natureza tão variada como as indústrias que os produzem. Às vezes a condição geral da indústria que os produz numa área particular, ligada à topografia do ambiente, introduz uma concentração mais ou menos constante dos contaminantes do ar que constituem o chamado smog. É o que se observa principalmente nas áreas úmidas, nevoentas, cercadas de montanhas. Em tais condições o smog aparece como um cobertor de nuvem negra bem no alto, a libertar continuamente o seu conteúdo nas áreas que ficam abaixo. Esses contaminantes podem ser irritantes, em vários graus, para todas as pessoas. Podem provocar e frequentemente o fazem, ardor e vermelhidão dos olhos, lacrimejamento, espirros e tosse seca. Quando assaz irritantes, podem também produzir várias manifestações cutâneas. Tal irritação pode precipitar no alérgico sintomas alérgicos de gravidade variável. Assim, um asmático nessa atmosfera pode não apenas sofrer tosse seca, mas também apresentar manifestações de asma severa. A irritação branda deflagra a reação alérgica.

OUTROS CONTAMINANTES PRODUZIDOS PELO HOMEM

As pulverizações das lavouras, as pulverizações da comunidade com inseticidas, as pulverizações de herbicidas podem agir do mesmo modo que os contaminantes industriais do ar.

PRODUTOS DE COMBUSTÃO

Os incêndios locais podem contaminar o ar até uma certa distância, criando muita dificuldade para os alérgicos. Os incêndios maiores, como os florestais de qualquer tamanho, podem lançar no ar grande quantidade de irritantes que são levados a centenas de quilômetros, causando dificuldades em todo o seu trajeto. Há alguns anos, quando ocorria incêndio florestal no Canadá, grande parte da população alérgica da cidade de Nova-Iorque sofria exacerbação de seus sintomas.

ODORES

Odores ativos, pungentes ou irritantes que podem arder nos olhos e no nariz, provocam lacrimejamento e possivelmente súbita dificuldade respiratória nas pessoas normais, determina perturbação séria nos alérgicos. Entre os mais comuns odores encontram-se os perfumes, a tinta fresca, a terebintina, a cebola (quando cortada crua), a fumaça do escapamento dos automóveis, o gás de iluminação que vasa, a cânfora, os desinfetantes fortes como a soda, o fenol e outros produtos comerciais, os agentes contra traça, a amônia, o vinagre, o mentol, o cloro de muitas piscinas.

FATORES MECÂNICOS

Os sintomas alérgicos também podem ser precipitados no indivíduo alérgico em que o caminho para seus sintomas esteja bem estabelecido por forças que sobrecarregam localmente o seu corpo ou fazem sérias exigências ao organismo em geral. Entre eles servem de exemplo os seguintes:

RISO

É fato comumente observado sofrer o asmático um ataque dessa doença no meio de um acesso de riso. Tão comum é isto, que muitos asmáticos evitam situações cômicas da mesma forma que fariam com alérgenos verdadeiros, que sabem ser causa de seus sintomas. No asmático médio que assim é atingido pelo riso, o acesso de riso tem de ter certa profundidade e extensão para deflagrar sua asma. Embora não se saiba exatamente como isto acontece, diz-se que o movimento errático do diafragma desperta reflexos nervosos que tendem a causar espasmo da musculatura brônquica e dilatação dos capilares na mucosa que reveste os menores tubos brônquicos. Ambos esses movimentos resultam em estreitamento das vias aéreas normais, e como no asmático este velho padrão se repete a cada acesso asmático, o resultado final é a asma.

ESFORÇO FÍSICO

Esforço de vários graus pode acarretar dificuldade para muitos alérgicos. Não somente o esforço provoca aumento de atividade e de funcionamento de muitos tecidos e órgãos, mas rapidamente também esgota o corpo de seus combustíveis de primeira linha, os carboidratos, e, conforme sua duração, pode até invadir as reservas de segunda e terceira linhas como as gorduras e as proteínas. Como o alérgico já é um indivíduo hipersensível, cujas reações são exacerbadas, esse excesso de demanda pode ativar a reação alérgica, aparecendo então verdadeiros sintomas alérgicos.

EXPOSIÇÃO

Exposição indevida a extremos de temperatura sobrecarrega o indivíduo chamado normal, exigindo reações exacerbadas do organismo para ajustar-se. No já exacerbado estado de reação dos alérgicos esses fatores ambientais de sobrecarga podem resultar em ativação dos sintomas alérgicos.

FADIGA

O estado final de tensão pouco comum quando se acham esgotadas as reservas do organismo é um período em que o alérgico é particularmente vulnerável aos seus verdadeiros alérgenos. Qualquer que seja a proteção por ele adquirida naturalmente ou por tratamento contra seus alérgenos, tende ela a diminuir, sobrevindo os sintomas. Esta é uma observação tão comum, que a maioria dos alergistas diminui a intensidade dos tratamentos quando os pacientes se acham em estado de fadiga, sabendo que então a tolerância ao extrato alergênico também diminui.

ELEMENTOS INGESTANTES

Certos alimentos, bebidas ou outros elementos introduzidos no organismo através da boca podem agir como ofensores secundários.

ALIMENTOS

Os alimentos formadores de gás podem causar transtorno aos asmáticos. O gás formado no intestino e no estômago pode forçar o diafragma, que pode então despertar reflexos semelhantes aos já referidos a respeito do riso. Pode ainda tornar ainda mais difícil o processo da respiração, já de si dificultoso nesses pacientes. Os mais notórios desses alimentos são as féculas em geral, os repolhos, os legumes, a cebola, o pepino e o rabanete. As bebidas carbonatadas tendem a atuar do mesmo modo.

Os condimentos em geral são levemente irritantes para todos. Sua ação irritante pode precipitar sintomas reais em alérgicos.

BEBIDAS ALCOÓLICAS

O álcool, como a própria reação alérgica, tende a provocar dilatação capilar. No alérgico ativo, por isso, o álcool complica a perturbação já existente, aparecendo os sintomas. O álcool também pode agir de outra maneira. Pela dilatação capilar que induz no tubo intestinal, acelera ele a absorção intestinal. Um alimento levemente alergênico que usualmente não provoca sintomas, pode provocá-los na presença do álcool. Nessas condições o alimento é absorvido com tal rapidez que se transforma numa dose exagerada.

Esta situação é exemplificada pela jovem senhora que, por experiência, sabia ser capaz de, sem perigo, comer lagosta em quantidade moderada. Quando comia muito, entretanto, sofria de urticária gigante. Numa certa refeição tomou, porém, dois martinis e também ingeriu um coquetel de lagosta, pequeno. Dentro de vinte minutos estava completamente tomada pela urticária. Aos vinte e cinco minutos sua lingua começou a inchar e a respiração se tornou difícil. Foi levada às pressas para o hospital onde foi salva por medidas heroicas de emergência. Mas só uma semana depois ficou livre da urticária gigante. Nesse caso o álcool facilitou a absorção da lagosta, de modo que a dose desta passou a corresponder a uma enorme quantidade.

Embora sejam estes os mais importantes fatores secundários que agem como ofensores, muitos outros existem que por vezes influem no aparecimento de sintomas em indivíduos alérgicos. Deve-se, entretanto, salientar que estes fatores não agem em todos os indivíduos alérgicos e que seus efeitos, nos casos em que se verifica a ação, variam muito de um indivíduo a outro.

Capítulo 13

Os tipos comuns de alergia

APESAR DE SER a reação alérgica uma reação fisiológica básica exacerbada em certas condições, constituindo componente integral tanto da saúde quanto da doença, o uso comum reservou a palavra alergia apenas para certas condições. Por serem estas as condições mais extensamente estudadas durante um longo período de tempo, daremos breve descrição delas, lembrando, porém, que os novos fatos científicos não nos permitem limitar o conceito de alergia às doenças descritas.

ALERGIA NASAL

FEBRE DO FENO SAZONAL

Embora a reação alérgica nesta condição seja primariamente limitada à membrana mucosa do nariz, muitas vezes ela atinge os olhos, o véu palatino, a garganta e ocasionalmente a trompa de Eustáquio, tubo que de cada lado da cabeça liga o ouvido médio à garganta, abrindo-se logo por trás das amídalas. Aparecendo o inchaço nesta zona, os sintomas são espirros, nariz entupido e correndo, coceira nasal, coceira em geral, lacrimejamento, encarniçamento dos olhos, comichão da orelha, do palato e da garganta, tosse e por vezes abafamento da audição e perda do olfato e do paladar.

Os sintomas da febre do feno sazonal surgem de repente com o início da estação ou das estações em que aparecem os polens ofensivos. Variam de gravidade de um dia para outro, através da estação, dependendo essa gravidade primariamente da concentração de pólen no ar. Geralmente é no meio da estação que a polinização é mais forte, e por isso é nessa época que também se mostram cada vez mais graves os sintomas, que atingem o máximo para então começar a declinar. Desaparecem no fim da estação do pólen e só retornam no ano seguinte.

Na parte oriental dos Estados Unidos existem três estações polinízantes bem distintas: a estação das árvores começa em março e termina no fim de abril ou no começo de maio; a estação dos capins começa no meio de maio e dura até meados de julho, e a estação das ervas daninhas, que começa no meado de agosto e dura até o começo de outubro. As pessoas sensíveis à tanchagem inglesa, erva daninha, mostram sintomas ininterruptos do meio de maio até setembro e outubro.

Um indivíduo pode ser sensível a uma ou qualquer combinação de árvores, capins e ervas, podendo, pois, haver alguns que manifestam sintomas de febre do feno de março a outubro, ao passo que outros apenas apresentam sintomas durante um período de seis semanas.

Muitos fatores determinam a gravidade dos sintomas durante qualquer dia em particular. Umidade, direção e velocidade dos ventos são alguns desses fatores. Os sintomas costumam ser piores durante a manhã porque as plantas libertam então a maioria de seu pólen. Quando um vento sopra sobre uma larga área de plantas polinizantes, traz consigo grandes quantidades de pólen. Um vento que vem do mar poderá livrar o ar dos polens. A chuva que começa de manhã cedo e continua pelo dia afora também lava o ar de pólen. A chuva que começa tarde da noite e é seguida de dia insolado provoca aumento de polinização. Qualquer fator meteorológico que afeta a concentração de pólen no ar, afeta por sua vez a gravidade dos sintomas.

Durante a estação, quando o nariz do paciente de febre do feno está inchado por dentro, os odores fortes, os irritantes, as súbitas mudanças de temperatura, a infecção, a fadiga e as tensões emocionais podem contribuir para agravar os sintomas.

Entre as estações não se notam sintomas, e o exame do nariz do paciente nessa ocasião nada costuma revelar de anormal.

O grau dos sintomas varia em diferentes pessoas. Algumas podem sofrer sintomas muito graves, outras podem revelá-los apenas brandamente, dependendo isto do grau de sensibilidade ao pólen. Nos casos graves as pessoas podem sofrer de insônia e fadiga, tornando-se completamente incapacitadas. Em certos casos a fadiga é extrema, especialmente quando os espirros são muito violentos e ocorrem em longa série. Registram-se muitos casos em que a violência dos espirros resulta em deslocamento das articulações escapulares (ombro), fratura da clavícula ou do úmero, deslocamento da espinha, hérnia ou lesão ocular.

A mais grave complicação da febre do feno é a asma, que se desenvolve em mais de sessenta por cento dos casos de febre do feno não tratados.

Embora a febre do feno haja merecido muita referência nos últimos anos, muitas são as pessoas que a têm sem suspeitar dela, até que os «resfriados de verão» a levam ao consultório do médico. Esses «resfriados» podem ser tão brandos, no começo, que o paciente os esquece ano após ano e somente por minucioso interrogatório é que se consegue localizar a época dos primeiros acessos. Por outro lado, o primeiro acesso de febre do feno pode surgir com fúria verdadeiramente dramática.

Uma pessoa pode sofrer de febre do feno pela primeira vez em qualquer idade, embora as décadas mais comuns para o primeiro aparecimento da doença sejam a segunda e a terceira.

FEBRE DO FENO NAO SAZONAL (FEBRE DO FENO PERENE, CORIZA ALÉRGICA PERENE, RINITE ALÉRGICA, CORIZA ALÉRGICA, RINITE VASOMOTORA, RINITE HIPERESTÉSICA, CATARRO NASAL CRÔNICO)

Todos esses nomes são empregados para designar uma condição em que os sintomas da febre do feno ocorrem durante o ano todo, de maneira integral ou em várias combinações.

Na febre do feno não-sazonal o espirro em geral não é tão violento como na febre sazonal, embora possa ser esporadicamente. O espirro é mais acentuado de manhã cedo, quando a pessoa se levanta, e, ou, à noite. Os sintomas de que os pacientes mais se queixam são o corrimento nasal e o grave entupimento do nariz, os quais alternam um com o outro, quando não há predomínio de um deles.

Embora possa haver superposição de alergia polínica, os ofensores de importância primacial na febre do feno não-sazonal são os inalantes perenes que dominam, os alimentos e as bactérias. Assim, os mais comuns ofensores são poeira doméstica, penas, epiderme de animais, poeiras profissionais, bactérias de infecções focais e várias combinações de alimentos. A pessoa que sofre dessa condição pode ser alérgica a qualquer combinação desses agentes ofensivos.

Conforme o grau de sensibilidade do paciente e a natureza ubiquitária do ofensor, o doente terá sintomas contínuos ou esporádicos, brandos ou graves. A pessoa sensível a poeira doméstica, penas e bactérias é propensa a ter sintomas o ano todo. A sensível a determinados alimentos só manifestará sintomas quando os ingerir.

Para exemplificar caso desse último gênero, podemos citar o moço de trinta anos que era extremamente sensível a laranja e apresentava graves sintomas nasais, com corrimento e entupimento, espirros, etc., sempre que comia aquela fruta. Era tão sensível a ela que manifestava sintomas agudos poucos minutos após haver ingerido um simples pedaço de laranja de tamanho médio. Examinou-se, com auxílio do espéculo nasal, a membrana mucosa do nariz do paciente poucos momentos após haver ele ingerido um pedaço de laranja. A mucosa, de aspecto normal, tornava-se pálida, começava à inchar gradualmente e tornava-se intumescida, a ponto de obstruir a passagem nasal. Dentro de cinco minutos a mucosa encharcada d'água começava a formar saliência numa região bem em cima, continuando até que ao fim de uns vinte minutos se projetava para fora do nariz uma protuberância semelhante a cuia, ou pólipo. Uma injeção de adrenalina fazia desaparecer imediatamente esse pólipo.

Havia alguns outros alimentos a que o paciente era alérgico e nele determinavam sintomas nasais. Quando ele seguia à risca a dieta prescrita pelo médico, baseada em suas sensibilidades, mostrava-se completamente livre de sintomas.

Como os sintomas de febre do feno não-sazonal são perenes, a pessoa que deles sofre frequentemente acredita sofrer de resfriados redicivantes. Não é raro descobrir que esses pacientes andaram tratando-se durante anos com toda espécie de remédios e até «agentes imunizantes» contra resfriados. Aos poucos, porém, podem começar a suspeitar de que os seus sintomas não sejam de resfriado, especialmente porque não se acompanham de febre e porque eles não sentem o mesmo mal-estar e as dores que costumam sentir no resfriado verdadeiro. Ou então acontece que um médico os vê durante um acesso e faz o diagnóstico correto. Como na febre do feno sazonal, se o paciente não se trata, pode sobrevir afinal a asma.

Complicação frequente da coriza alérgica perene é a sinusite aguda. A mucosa nasal inchada pode fechar as aberturas normais dos seios no nariz, do que decorre a proliferação de bactérias ali capturadas. Acumula-se pus nos seios e aparecem todos os sintomas de sinusite com febre.

Outra complicação, ainda mais frequente, são os pólipos nasais que podem ser simples ou múltiplos, em uma ou ambas as câmaras nasais. Podem eles ser tão grandes e, ou, numerosos, que obstruem completamente as passagens nasais, obrigando a remoção cirúrgica.

A existência de muco na parte de trás da garganta é muitas vezes associada a polipose nasal. O sintoma origina-se seja na mucosa nasal encharcada de água seja na mucosa, semelhantemente encharcada, dos seios. O corrimento de muco é muito incômodo, necessitando o paciente de fungar, tossir, e expectorar frequentemente. À noite, em particular, o muco que corre pode ser engolido, provocando perda de apetite e náusea, ou então pode ir alojar-se nos pulmões, causando súbito acordar com tosse. É também muitas vezes responsável pelo alto e antissocial roncar, durante o sono.

Nos estados muito iniciais da coriza alérgica perene, os sintomas podem ser muito leves, porém já bastante aborrecidos, a ponto de levar o paciente ao médico. Nessa ocasião não é raro haver leve entupimento do nariz com ocasional dificuldade respiratória. A queixa comum consiste na obstrução total de um dos lados do nariz à noite. O paciente logo aprende que, virando para o outro lado, a parte entupida se abre, começando, porém, a obstrução do outro lado, e assim por diante.

Infelizmente, nesse estado precoce, muitas vezes o médico faz o diagnóstico de sinusite, o que importa muito tratamento local e manipulação, e até mesmo cirurgia nasal, sem prolongado alívio. Sinusite é diagnóstico popular, muitas vezes sem fundamento científico. O tratamento é então ainda mais irracional"^ os seus resultados totalmente insatisfatórios. Afinal, o paciente pode chegar a um alergista que, de fato, representa sua verdadeira esperança, no caso de se tratar de sintomas produzidos por sensibilidade.

Agentes não específicos podem causar acentuado agravamento dos sintomas na febre do feno não-sazonal. Odores penetrantes e irritantes, perfumes e fumaças pioram a condição. O tempo chuvoso, as súbitas mudanças de temperatura, a gravidez e o conflito emocional podem exacerbar a condição.

ALERGIA BRONQUICA
ASMA

Os sintomas dessa condição são devidos ao inchaço da mucosa que reveste os bronquíolos do pulmão. Além disso, há excessiva secreção de muco nas glândulas dos brônquios de maior diâmetro, que ficam acima dos bronquíolos. E também, após algum tempo as fibras musculares dentro dos tubos respiratórios espessam-se e tendem a entrar em espasmo. Em consequência desses fatores, a passagem do bronquíolo estreita-se e fica entupida, necessitando de mais esforço para que o ar a atravesse para dentro e para fora, do que resulta aumentar durante certo período de tempo o tamanho do músculo que se encontra em suas paredes.

Em seus estados iniciais, o único sintoma da asma é um suspiro profundo e ocasional, uma necessidade de inspirar profundamente e uma expiração consciente do ar. Com o progredir da condição, torna-se ela caracterizada por uma súbita e grande dificuldade de respirar, encontrando-se dificuldade especialmente na expiração do ar dos pulmões. Sente o doente grande pressão e peso no peito, tendo ainda a impressão de sufocar, que pode ser tão grande que o paciente imagina que vai morrer de asfixia. Guinchos dentro do peito, muito semelhantes aos sons que se ouvem numa harmônica que vasa, com os registros puxados, pode ser tão altos que se ouçam a alguma distância da cama. A tosse associa-se a outros sintomas da asma e aparece em grau maior ou menor. A princípio é ela seca, mas depois pode tornar-se produtiva, surgindo pequenas quantidades de escarro perlado, as rolhas de muco que se acumulam nos bronquíolos e os obstruem. Quando saem com a tosse essas partículas de escarro, o paciente frequentemente sente alívio e pode respirar novamente.

Os sintomas de guincho, tosse e dificuldade respiratória podem vir em acessos, geralmente sem aviso. Dá-se a esses ataques o nome de fase paroxística da asma. Pode a condição durar muitos anos. Os ataques de asma costumam ser mais acentuados à noite ou nas primeiras horas da manhã. Podem durar diversos minutos ou, em graus variáveis de gravidade, diversos dias. Se a substância ofensiva é uma única e simples, localizada numa determinada área do ambiente do paciente, os ataques sobrevêm com a frequência da exposição do paciente a essa área. Este tipo de alergia simples não é tão comum como a variedade devida à sensibilidade múltipla aos elementos múltiplos e na maioria ubíquos do ambiente do paciente. No último caso os ataques de asma aparecem com mais frequência e em maior variedade de situações.

Após um ataque o paciente mostra-se completamente livre de sintomas, exceto quanto ao período de fadiga que se instala. Em vista dessa falta de sintomas nos intervalos e da inexistência de manifestações anormais no exame clinico nesses intervalos, o diagnóstico de asma tem de basear-se em geral na história contada pelo paciente. Durante a guerra muitos asmáticos foram postos no exército simplesmente porque se apresentavam a exame entre os acessos. Infelizmente para o paciente, a ausência de sintomas nos intervalos o engana, de modo que ele, pensando nada haver de grave a seu respeito, descura o tratamento até que se sente incapacitado.

Com o tempo os ataques vão aumentando de frequência. Chega o momento em que os guinchos e a dificuldade respiratória são constantes. É o estado crônico da asma, que pode ser pontilhado de ataques de alta gravidade que duram muito tempo. Durante essa fase o doente nunca volta ao normal. Os exames realizados a qualquer momento revelam sinais de disfunção bronquiolar, ficando o paciente incapacitado em grau maior ou menor. De vez em quando surgem ataques extremamente graves de dificuldade respiratória, os quais continuam por longo prazo, durante o qual se impõe confinar o paciente ao leito e empregar medidas urgentes e severas para aliviar o mal e proteger a própria vida. Tais episódios constituem o status asthmaticus, o estado asmático que frequentemente termina na morte.

A crescente gravidade dos sintomas asmáticos é paralela às alterações dos bronquíolos. No primeiro estado da asma, ante paroxístico, o estado dos eventuais suspiros profundos, observa-se um inchaço transitório da mucosa bronquiolar em apenas alguns dos tubos. No estado paroxístico o inchaço é de maior amplitude e abrange muitos bronquíolos. Além disso, o muco das glândulas brônquicas forma rolhas. Estas alterações são a causa dos ataques súbitos acima descritos. Quando desaparece o inchaço e as rolhas de muco são eliminadas pela tosse, o indivíduo e seus brônquios retornam ao normal. No estado crônico, entretanto, encontram-se alterações irreversíveis nos bronquíolos, tornando-se impossível o retorno ao normal. O inchaço contínuo pode ocasionar solução de continuidade na mucosa e o acentuado aumento do tamanho da musculatura circundante pode ser responsável por um estreitamento constante e inalterável do calibre dos túbulos. Durante o estado asmático, às alterações irreversíveis superpõe-se novo inchaço e formação de rolhas de muco.

Embora tenhamos dividido a asma em três estados, não se deve concluir que o asmático passe necessariamente por todos os três. A asma pode começar clinicamente em qualquer dessas fases e não progredir além do primeiro estado, quando devidamente tratada.

A crença popular de que a asma não mata é infelizmente uma falácia. A causa primária da morte na asma é a asfixia provocada pela própria asma. Outras importantes causas de morte na asma são a pneumonia, perturbações cardíacas associadas e enfisema — condição em que os alvéolos pulmonares se tornam distendidos e rompem-se, tornando-se grande parte do pulmão inaproveitável para a respiração. Uma quinta condição que produz morte em asmáticos é a periarterite nodosa, que discutiremos no Capítulo 13.

Pode dividir-se a asma em três grandes classes, do ponto de vista de sua causa. A que sobrevêm antes dos vinte e cinco anos é geralmente atópica, isto é, produzida pelas alergias comuns devidas a inalantes e ingestantes. A que se manifesta após os trinta e cinco anos é geralmente devida a sensibilidade bacteriana: a pessoa não mostra reação positiva cutânea aos alérgenos comuns, porém revela focos de infecção. As bactérias nesses focos sensibilizam-na, e sua constante presença nos focos causa a doença. A terceira variedade tem elementos das duas anteriores e instala-se em qualquer idade.

Como a alergia nasal, a asma pode ser sazonal ou perene. A variedade sazonal é geralmente devida a alergia polínica específica, a não-sazonal a qualquer aspecto do meio ambiente a que o homem se torne sensibilizado.

Importante fato a lembrar a respeito da asma é que, quando não tratada, ela se torna incapacitante e muitas vezes fatal. Pode ser produzida por fatores inespecíficos, como alterações meteorológicas, esforço ou perturbação emocional. A asma costuma ser uma doença progressiva que a princípio só aparece quando estimulada pelo agente ofensivo, mas que se torna depois sempre presente quando se instalam as alterações irreversíveis nos bronquíolos.

BRONQUITE ALÉRGICA

Do ponto de vista da causa, esta condição é idêntica à asma. Mas ao passo que a asma é caracterizada por francos ataques de dificuldade respiratória, os principais sintomas e o mais aborrecido aspecto da bronquite alérgica são a tosse. Esta vem em ataques de vária duração e gravidade, geralmente piores à noite e nas primeiras horas da manhã.

VENÇA A ALERGIA
177

Nos estados iniciais da bronquite alérgica a tosse pode ser seca, mas com o passar do tempo o paciente pode aliviar-se com a expectoração.

Associa-se à tosse um guincho audível no peito, que pode permanecer ou não nos intervalos entre os acessos. Quando a tosse é extremamente severa, pode ocorrer falta de fôlego. A diferença essencial entre essa tríade de sintomas e a que caracteriza a asma está na relativa proeminência da tosse numa, e da dificuldade respiratória na outra. Na bronquite alérgica a dificuldade respiratória é obviamente o resultado da tosse muito forte e raramente aparece fora de um ataque de tosse, se é que jamais aparece.

A tosse, que é persistente e fatigante, vem de muito profundamente do peito e parece fazer o paciente tremer. Em alguns pacientes ela parece surgir de uma comichão profunda na garganta e continuar até que a coceira desapareça.

A bronquite alérgica, como a asma, pode ser sazonal ou perene. A variedade sazonal é devida a pólen e muitas vezes associate a febre do feno. A variedade não-sazonal associa-se frequentemente a coriza alérgica perene e, ou, a sinusite alérgica.

Os pacientes não tratados da bronquite alérgica são frequentemente sujeitos a infecções respiratórias superiores, pneumonia e sinusite purulenta. Com o tempo, pode desenvolver-se asma patente, em que a tosse se torna secundária em relação aos ataques de dificuldade respiratória.

Outra complicação frequente da bronquite alérgica, especialmente quando se observa a existência de diversos surtos de pneumonia ou sinusite com pus, é a bronquiectasia, condição na qual os menores brônquios podem sofrer dilatação que faz que suas paredes se afrouxem e distendam em zonas que adquirem a forma cilíndrica, esférica ou ovoide. Nessas dilatações acumula-se o pus, em consequência da proliferação de micróbios no muco parado. O paciente começa a tossir e expelir grandes quantidades de escarro amarelo-esverdeado, malcheiroso, as quais podem atingir o volume de várias xícaras por manhã. É evidente que a parte do pulmão assim atacada não pode funcionar adequadamente e fica perdida quanto à função respiratória. O doente fica com fôlego curto, falta de ar, e diminui sua capacidade de trabalho. Afinal acaba morrendo em consequência de repetidos abcessos pulmonares ou pneumonias.

Nas forças armadas, onde muitas pessoas foram examinadas e sua saúde cuidadosamente acompanhada, noventa por cento dos indivíduos com bronquiectasia encontravam-se no estado atópico ou mostravam definida sensibilidade a bactérias. Muitas dessas pessoas relataram história de bronquite crônica, ao passo que outros mencionavam «resfriados do peito». A maior proporção deles jamais fora adequadamente tratada e quase nenhum fora estudado do ponto de vista alérgico.

A maioria dos pacientes que, nas forças armadas, desenvolveram bronquiectasia em consequência de pneumonia por virus também estava em estado alérgico.

ALERGIA CUTÂNEA

URTICARIA

Urticária é condição da parte superficial da pele, caracterizada por vergões ou áreas elevadas e brancas cercadas por áreas irregulares e maiores, de vermelhidão, todo o conjunto coçando fortemente. As áreas afetadas podem ser poucas e espalhadas ou excessivamente numerosas e espalhadas pelo corpo todo. Podem as placas

VENÇA A ALERGIA
179

de urticária variar de tamanho, desde o de cabeça de alfinete até o de pratas de cruzeiro. Podem ser discretas (nitidamente demarcadas) ou coalescentes (fundidas umas nas outras). Podem aparecer e desaparecer dentro de minutos ou durar dias. Pode a urticária aparecer só uma vez, e nunca mais, ou recidivar e, portanto, permanecer de maneira mais ou menos constante durante período de anos.

A urticária em geral é devida à ingestão de alimento a que a pessoa é alérgica. Muitas vezes é devida a remédios, menos vezes a inalantes e micróbios. Não é rara encontrar urticárias devidas, tanto quanto se pode determinar, a alguma luta consciente ou inconsciente de natureza emocional.

Quando a urticária é espalhada e impropriamente tratada, o resultado é fadiga excessiva e insônia, em consequência da coceira. Sabe-se que algumas delas levam a pessoa ao vício de tóxicos, para acalmar a irritação. Sua constante presença não rara interfere no ato de comer, do que resulta perda de peso e debilidade.

Embora não seja ocorrência muito comum, sabe-se que a urticária também pode manifestar-se na mucosa das pálpebras, boca, lingua, ânus. Nessas localizações a coceira constitui risco emocional dos mais sérios.

EDEMA ANGIONEURÓTICO

Esta condição é intimamente associada à urticária, porém ataca as estruturas mais profundas da pele, sendo os inchaços muito maiores e menos propensos a uma demarcação em zonas menores. Como o edema angioneurótico atinge as camadas mais profundas da pele, não é hábito aparecerem reações do tipo de vergões, mas em vez disso uma grande área de pele inchada, que muitas vezes atinge toda uma extremidade. Não é raro que o antebraço fique três ou quatro vezes maior; as articulações das mãos podem inchar muito, confundindo-se então o caso com a artrite: as pálpebras podem até fechar, de tão inchadas, e os lábios podem ficar enorme como o dos ubangis. Qualquer parte do corpo pode ser atingida no edema angioneurótico. A coceira é consideravelmente menor do que na urticária e a queixa diz respeito especialmente ao desfiguramento e à perda de função da parte atingida.

As mucosas são muito mais frequentemente atingidas no edema angioneurótico do que na urticária. Felizmente não é comum ocorrerem casos de edema angioneurótico da garganta ou laringe, produzindo condição de emergência em que a respiração fica totalmente impedida. Muitas vezes é preciso fazer uma incisão na traqueia abaixo do inchaço, e a partir de fora, para que o ar entre.

Além das causas comuns de urticária, o edema angioneurótico é muitas vezes induzido pelo contato com materiais a que o paciente é sensível. Muitas mulheres sensíveis aos vernizes para cabelos, tinturas, máscara e outros cosméticos podem desenvolver o edema angioneurótico. Outros contatantes industriais são muitas vezes apontados como responsáveis por esses casos.

Recentemente apareceu numa das principais revistas médicas dos Estados Unidos um artigo relativo ao edema angioneurótico devido a pó preservativo utilizado em produtos anticoncepcionais, os quais provocavam grotesco inchaço das partes genitais com grandes dores e aborrecimentos.

ECZEMA (DERMATITE ATOPICA, ECZEMA ALÉRGICO, DERMATITE ALÉRGICA, DERMATOSE

ALÉRGICA OU ATÓPICA, NEURODERMITE

Eczema é palavra muito antiga na medicina e durante muitos séculos foi utilizada para designar quase toda espécie de doença da pele. Existe uma classe de doenças da pele obviamente devida a causas inteiramente diversas, muitas das quais ainda não conhecidas, mas que se parecem tanto umas com as outras, que vieram a ser designadas indistintamente pelo nome de eczema. Com o desenvolvimento da alergia, uma grande parte dessa classe foi esclarecida, recebendo um dos nomes novos arrolados no começo deste parágrafo. Muitas pessoas, entretanto, ainda usam o velho nome de eczema.

Referiremos aqui o eczema como uma dermatite atópica e, assim fazendo, limitaremos a condição a uma alergia hereditária, diferençando-a de outras condições de aspecto parecido, porém devidas a causas diversas. Empregando a palavra dermatose em vez de dermatite, indicamos que esta condição não é caracterizada por uma verdadeira infecção devida a micróbios.

Embora a dermatose atópica apareça mais frequentemente nos grupos de idade mais novos, pode também aparecer em qualquer idade. É geralmente devida a alergia alimentar, mas em muitas ocasiões parece resultar de alergia de outro tipo.

A dermatose atópica é caracterizada por pequenas vesículas, do tamanho de cabeça de alfinete, que, abrindo-se, deixam surdir líquido, formando depois crosta e comichando. Com o passar do tempo, a pele nas regiões atingidas se torna grandemente espessada e seca, rachando e tornando-se muito dolorosa.

As áreas mais comumente atingidas pela dermatose atópica são as pregas do cotovelo e dos joelhos, as mãos, as orelhas e o rosto, embora possa ele aparecer em todas as partes do corpo.

Sendo a dermatose atópica uma condição pruriginosa, e aparecendo tantas vezes nas dobras úmidas das extremidades, logo é invadida por infecção superficial, que se agrava pelo roçar e pelo arranhar, assim como pela perspiração da parte.

O defeito cosmético unido à coceira intensa da dermatose atópica muitas vezes acarreta períodos de instabilidade emocional que, por sua vez, exacerba a condição cutânea.

Como na urticária, a dermatose impropriamente tratada acarreta fadiga e insônia, perda de apetite e de peso, assim como debilidade geral. Como em outras condições pruriginosas intratáveis, pode o doente ser levado ao vício das drogas.

A dermatose atópica é crônica. Pode durar meses ou anos e tem acentuada tendência para recorrer. Ao contrário do que se poderia imaginar, dado o acentuado comprometimento da pele, quando a condição desaparece não deixa marca. Só raramente permanece no local uma leve pigmentação. A inspeção do local após o desaparecimento da dermatose não mostra sinal de lesão permanente.

DERMATITE DE CONTATO

Esta condição cutânea é muito semelhante à dermatose atópica, mas em vez de ser causada pelo alimento a que o paciente é alérgico, é devida, como o nome indica, a algum contatante a que o paciente é alérgico e ao qual adquire sensibilidade. É geralmente uma alergia adquirida e não hereditária.

Embora a dermatite de contato seja muito parecida, quanto ao aspecto, à dermatose atópica, os lugares de predileção podem ser diferentes e muitas vezes o local serve de pista para a identificação do agente ofensivo.

Exemplo comum de dermatite de contato é a erupção produzida pelo sumagre venenoso, que primeiro aparece no corpo no ponto de contato. Da mesma maneira, o trabalhador das indústrias de tingimento de peles ou em fábricas em que se fazem misturas, que se torna alérgico ao óleo da castanha de caju observará a alergia em suas mãos. A mulher sensível a perfumes notará a erupção nos lobos das orelhas, na linha posterior da cabeleira e em linhas irradiantes e oblíquas, que partem da ponta do esterno para baixo.

A dermatite de contato das pálpebras das mulheres é devida frequentemente a esmalte de unhas, pelo hábito que elas têm de coçar ou esfregar os olhos com as unhas.

Não há muito, um certo agente clareador usado por um fabricante de roupas de baixo masculinas causou centenas de casos de grave dermatite e edema angioneurótico das partes genitais. Representa este um caso raro de sensibilidade largamente adquirida a um novo agente.

Geralmente, o curso da dermatite de contato depende inteiramente da continuação do contato. Se há muita irritação pelo coçar e pela infecção superficial, a condição pode persistir por algum tempo após haver sido removido o agente ofensivo, mas em geral ela reage prontamente a tal remoção.

Ao contrário da condição anteriormente descrita, os pacientes da dermatite de contato não mostrarão reações à prova intradérmica, mas ao patch test já descrito.

ENXAQUECA, HEMICRANIA

A enxaqueca foi sem dúvida conhecida dos antigos, pois se têm encontrado crânios em que se fizeram orifícios por trepanação, presumivelmente para remover dores de cabeça unilaterais. Alguns crânios encontrados mostram várias trepanações, indicando ataques repetidos.

Pouco importa o nome que se dá à enxaqueca, desde que se saiba que ela não é uma doença única, mas antes um complexo de sintomas provavelmente devido a causas várias. Nos últimos anos, especialmente em virtude dos trabalhos de Vaughan, Sheldon, Goltrnan e outros, ficou provado fora de dúvida que grande percentagem de casos de enxaqueca é devida a alergia a ingestantes, inalantes ou ambos. Isto não significa que não existam outras causas importantes de enxaqueca. Perturbações endócrinas, especialmente em mulheres, encontram-se muitas vezes na base dessas condições.

Caracteriza-se a enxaqueca por súbitos e repetidos acessos que cessam tão prontamente como começaram, e deixam o paciente completamente normal entre os ataques.

O ataque típico consiste numa aura, sintomas premonitórios a enxaqueca propriamente dita, náusea e, ou, vômito e estupor.

Alguns pacientes são avisados por sintomas, outros não. Os sintomas são geralmente os mesmos no mesmo indivíduo, mas variam amplamente em diferentes pessoas. Podem aparecer imediatamente antes da dor de cabeça ou mesmo um ou dois dias antes. Alguns dos sintomas são dor nos olhos, perturbação da visão, manchas diante dos olhos, clarões, cegueira, dor à luz, tontura, ulcerações, desejos de comer coisas doces, colite, náusea, dores gerais pelo corpo, fadiga, nervosismo, irritabilidade e insônia.

A dor de cabeça que se segue é geralmente de um dos lados da cabeça, embora haja casos em que ambos os lados são atacados por uma dor crescente e terebrante. Pode localizar-se nos olhos, na testa, nas têmporas, no ápice da cabeça, nos lados da cabeça, na parte de trás do crânio ou em toda a extensão deste.

Geralmente, mas nem sempre, durante o curso da dor de cabeça, a náusea aparece e vai aos poucos aumentando até chegar ao vômito.

Com o desaparecimento da dor de cabeça, o indivíduo pode ficar estuporado e cair num sono profundo, do qual emerge sentindo-se perfeitamente bem. O complexo todo pode durar de uma hora a uma semana.

A explicação da enxaqueca ainda não está clara, mas é óbvio que a sensibilidade a diversos alimentos e, ou, inalantes inicia as alterações que resultam nos sintomas da condição. Uma das ideias que se têm a respeito é que os vasos sanguíneos dos envoltórios do cérebro se contraem durante a fase dos sintomas premonitórios. Não é raro encontrar durante essa fase o rosto do paciente descorado, extremamente pálido. A contração dos vasos significa menos sangue no cérebro, e daí todos os sintomas oculares e nervosos que antecedem a dor de cabeça. A contração é seguida de uma dilatação dos vasos sanguíneos com inchaço geral do cérebro, coisa parecida com um edema angioneurótico de todo o cérebro ou de parte dele tão somente. Em consequência do aumento de tamanho do cérebro dentro da cavidade fixa do crânio, surgem os sinais de dor de cabeça e náusea, vômito e estupor. Com a volta do cérebro ao normal, os sintomas desaparecem.

Embora muitos casos de enxaqueca sejam alérgicos por origem, há muitos outros fatores causais ou contributivos, como erros de refração, perturbações endócrinas, fatores emocionais, infecção e perturbações gastrointestinais.

ALERGIA GASTRO-INTESTINAL

Em toda a extensão do tubo digestivo, desde os lábios até o ânus, podem aparecer sintomas alérgicos. São eles devidos geralmente a ingestão de alimento a que o paciente é alérgico, mas também pode fazer-se após a ingestão de drogas ou administração de injeções hipodérmicas de material a que o paciente é sensível.

A mais violenta manifestação de alergia gastrointestinal é aquilo a que os franceses denominam «grande anaphylaxie». Em consequência de ingestão de alimento ou droga ofensivos, nota-se súbito aparecimento de náusea, vômito, diarreia, que pode ser sanguinolenta, violentas dores abdominais, muitas vezes urticária generalizada, colapso e até morte em minutos ou horas. É rara, felizmente, esta condição extrema.

Muitas das perturbações gastrointestinais geralmente reconhecidas são de natureza alérgica. Acham-se bem comprovados casos em que a cólica vesicular, os ataques de apendicite e os sintomas de úlcera péptica tem base alérgica. O tipo mais puro de alergia gastrointestinal é, porém, o complexo de náusea, vômito e diarreia que se nota imediatamente após a ingestão de alimento ofensivo, e também a forma protraída de reação que se observa numa colite mucosa.

Outras condições de natureza frequentemente, porém não necessariamente alérgica, são as aftas, a náusea e o vômito, o vômito periódico das crianças, o piloro-espasmo nas crianças de colo (incapacidade de reter alimento, como resultado de espasmo da abertura inferior do estômago), diarreia, constipação espástica, grave e constante coceira em volta do ânus e dermatite em torno do mesmo orifício.

Warren T. Vaughan analisou os sintomas de que se queixava uma centena e meia de pacientes com alergia gastrointestinal comprovada. Podem ser assim discriminados:

Sintomas gerais: toxidez, fraqueza, irritabilidade, nervosismo, embotamento mental, depressão, dores generalizadas, febre.

Dor e sensibilidade generalizados ou em qualquer porção do abdômen. Dor e sensibilidade do tipo de úlcera.

Sintomas atribuíveis ao tubo gastrointestinal propriamente dito: aftas, língua suja, mau hálito, distensão, arrotos, peso na parte superior do abdômen, azia, ardor na garganta, náusea, vômito, diarreia, colite mucosa, constipação (prisão de ventre), gases e coceira em volta do ânus.

Têm havido recentes referências na literatura médica a uma condição conhecida como peritonite benigna, que ocorre em ataques que se parecem com os de peritonite, mas que não terminam fatalmente. Tem-se demonstrado a natureza alérgica dessas condições, em muitos casos. O tipo de tratamento a aplicar depende de diagnóstico adequado, fator muito importante, pois a verdadeira peritonite pode ser condição fatal cujo tratamento requer rápidas medidas, como cirurgia de emergência; a peritonite alérgica pode ser tratada com muito maior simplicidade.

Capítulo 14

Tipos menos comuns de alergia

COM O PROGRESSO da ciência médica, descobriu-se serem alérgicas muitas doenças cujas causas eram até então desconhecidas. Neste capítulo apresentaremos condições cuja natureza alérgica foi mais recentemente descoberta, embora sejam menos conhecidas como alergias do que as doenças tratadas no capítulo anterior.

ALERGIA NEUROLÓGICA

EPILEPSIA

Uma das doenças de que há mais antigo registro, era a epilepsia nos tempos antigos conhecida por diversos nomes, entre os quais «doença de cair» era o mais comum. O nome atualmente preferido pelo público para esse mal é «ataques». Como tantas outras condições primariamente conhecidas por seus sintomas, podo a epilepsia ter várias causas. Lesão direta do cérebro ou infecção desse órgão podem produzir essa doença, havendo, porém, número muito maior de casos para os quais não há causa conhecida. A este grupo dá-se a designação de epilepsia idiopática, que é aparentemente de natureza familiar.

Sendo a epilepsia caracterizada por súbitos ataques que duram tempo relativamente curto, desaparecem de repente e deixam a pessoa livre de sintomas entre os ataques, já em 1904 se sugeriu que ela pudesse entrar na categoria dos males alérgicos. Como resultado de muitos trabalhos, descobriu-se que uma certa percentagem de casos de epilepsia idiopática é de natureza alérgica e primariamente devidos a alergia alimentar. Têm-se registrado casos que não reagem a nenhuma das formas de tratamento conhecidas, mas que permanecem completamente isentos de sintomas enquanto se mantém a pessoa numa dieta sem o alimento a que o paciente é sensível.

Teoricamente, parte do cérebro é sensibilizada a um determinado alimento, ou a determinados alimentos, e a ingestão destes produz inchaço local do cérebro. Os sintomas típicos da epilepsia aparecem e perduram até que o estado normal se restabeleça com a regressão do inchaço.

Davidoff e Kopeloff abriram os crânios de trinta e cinco cães e aplicaram alérgenos, como soro de cavalo num caso, clara de ovo noutro, a uma área do cérebro. Nada aconteceu após essa aplicação, mas uma injeção de alérgeno feita vários dias depois produziu fraqueza e convulsões no lado do corpo controlado pela porção do cérebro pintada com o alérgeno. Esta reação foi interpretada como prova de que o mecanismo da epilepsia consiste na sensibilização de localidades específicas da área motora do cérebro.

NEURITE

Trata-se de condição caracterizada por severa dor recidivante ao longo de um nervo determinado, ou de vários. Se a dor persiste por um período de tempo suficientemente longo, pode sobrevir retração da musculatura servida pelos nervos afetados. Têm-se referido casos de retração muscular durante a doença do soro.

No exército não era raro encontrar soldados com esses sintomas, incluindo-se perda de musculatura no braço após injeção imunizante, especialmente o toxoide tetânico. Às vezes a neurite pode decorrer de alergia alimentar.

SINTOMAS QUE SEMELHAM OS DE TUMOR CEREBRAL

Têm-se referido vários casos de pessoas que manifestam todos os sintomas de tumor cerebral num lado específico do cérebro e nos quais se chegou a realizar intervenção cirúrgica, verificando-se então que na área suspeita o que existe é antes uma reação alérgica. Tais casos são felizmente raros.

Hansel registra o caso de um moço que começou a queixar-se de dores de cabeça gradativamente mais severas, tonturas, obnubilação da vista, andar incerto e outros sinais neurológicos. O exame completo sugeriu a presença de tumor cerebral, talvez na base do órgão, e por isso realizou-se a intervenção cirúrgica. Onde se esperava encontrar o tumor, deparou-se coisa totalmente diversa.

O seio esfenoidal é um espaço separado do cérebro por fina lâmina óssea, que lhe serve de teto e sobre a qual assenta a glândula pituitária. No caso do moço, a lâmina não se desenvolvera completamente e havia uma fenda que lhe atravessava a parte central. Ao longo dessa fenda o cérebro ficava separado do seio apenas pela mucosa que reveste este último. A mucosa do seio havia intumescido em consequência do que mais tarde se descobriu ser uma reação alérgica, a qual se expandira para cima, através da fenda, forçando a substância cerebral e causando todos os sintomas de tumor cerebral naquela região.

Se se soubesse que o paciente era alérgico, talvez se tivesse encontrado pista para a causa de seus sintomas. Um ensaio com a adrenalina ou qualquer dos agentes que encolhem a mucosa, usados em alergia, talvez houvesse evitado tão grave operação.

ALERGIA OTOLÓGICA (DO OUVIDO)

DERMATOSE ATOPICA OU DERMATITE
DE CONTATO DO CANAL QUE CONDUZ
AO TIMPANO

Estas condições são devidas às mesmas causas gerais que aparecem em qualquer outro lugar da pele. Em cada caso os sintomas são os mesmos que os descritos no capítulo precedente. Em virtude dessa localização, entretanto, a coceira é intratável e sobrecarrega a capacidade de resistência do paciente de maneira muito maior. Quando o canal se torna suficientemente inchado, pode sobrevir perda mecânica e temporária da audição.

OTITE MÉDIA (INFECÇÃO DO OUVIDO MÉDIO)

O ouvido médio é espaço fechado por paredes que, excetuada a que constitui o tímpano, são ósseas. Tal espaço comunica-se com a garganta pela trompa de Eustáquio, que se abre, de cada lado, logo atrás das amídalas. Encontram-se no ouvido médio três ossos que se articulam em série, formando cadeia que se liga, numa extremidade, ao tímpano e, na outra, ao ouvido interno, que tem relação direta com a audição e o equilíbrio. As paredes do ouvido médio são revestidas por mucosa. Em geral a inflamação do ouvido médio é devida a infecção que comumente se segue ao resfriado. São sintomas da inflamação do ouvido médio dor de ouvido, febre, abaulamento do tímpano e finalmente ruptura deste, com descarga de pus.

Em alguns casos autenticados os sintomas de inflamação do ouvido médio sem febre são produzidos por sensibilidade a alimentos específicos. A descarga do ouvido, quando ocorre nesses casos, não é purulenta, mas consiste num líquido manchado de sangue. Têm-se registrado casos em que um paciente de asma revela sintomas de inflamação do ouvido médio a cada ataque de asma. Com a eliminação sistemática dos alimentos a que o paciente é alérgico se tem evitado, nesses casos, a manifestação de ambos os tipos de sintomas.

DOENÇA DE MENIÈRE

Esta condição é caracterizada por súbitos ataques de surdez, tontura e zumbido no ouvido. Estes sintomas podem ser acompanhados de náusea, vômito e movimentos de oscilação dos olhos. O zumbido, geralmente agudo, costuma estar presente em ambos os ouvidos, variando, porém, de intensidade. A tontura costuma ser o sintoma primário, ao passo que os outros precedem, seguem ou acompanham o ataque, que pode durar de uma a quarenta e oito horas. Qualquer desses sintomas ou suas combinações pode aparecer isolada ou predominantemente num acesso.

Há indícios que permitem provar que o labirinto, órgão controlador do equilíbrio, participa da doença de

Menière. Por vezes o elemento afetado é o nervo que vai do labirinto ao centro cerebral do equilíbrio, mas outras vezes é ele o próprio cérebro. A condição é tipicamente alérgica, não passando afinal de um edema angioneurótico.

Há muitos casos comprovados em que a substância ofensora na doença de Menière era um alimento ou uma combinação de alimentos a que o paciente era sensível. Inalantes como poeira e raiz de lírio florentino também podem produzir sintomas.

História típica de doença de Menière é a de um paciente que se queixava de sintomas que sobrevinham intermitentemente por cinco dias. Já haviam ocorrido dois acessos muito fortes. O primeiro fora precedido de aumento de surdez num dos ouvidos, com náusea e vômito. O segundo também foi precedido de surdez, porém o vômito se prolongou, durando continuamente por mais de uma hora, após a qual a tontura começou a desaparecer. Esse paciente era alérgico ao leite, à manteiga e ao queijo e, quando tais alimentos foram eliminados, conseguiu ele completo alívio dos sintomas. Nos cinco anos seguintes ele se manteve sempre livre de sintomas, a não ser em duas ocasiões, em cada uma das quais o ataque foi precedido da ingestão de leite ou lacticínios. A menor quantidade de leite produzia severa tontura.

Não há razão para acreditar que outros alimentos, inalantes e contatantes não possam produzir a doença de Menière na pessoa alérgica. A doença pode ser produzida tanto no alérgico quanto no não-alérgico por infecções agudas do labirinto, pela sífilis, por lesões e hemorragias do labirinto, por tumores e por abscessos do labirinto.

SURDEZ

Certos tipos de surdez, de um ou de ambos os ouvidos, podem decorrer de alergia. Essa surdez é geralmente transitória, mas, se não tratada, as alterações podem tornar-se irreversíveis e a surdez permanente. Esse tipo de surdez pode ser devido a inchaço do órgão auditivo, o nervo auditivo, ou da membrana que reveste as trompas de Eustáquio.

Registrou-se recentemente o caso de um jovem médico que estava surdo do ouvido direito havia muitos anos. Um dia ele notou que a audição do outro ouvido diminuía. Durante vários dias que se seguiram, a audição foi piorando até que ele ficou totalmente surdo. Por ter sofrido no passado de sintomas alérgicos de menor importância e por haver aos poucos regredidos a surdez do ouvido esquerdo, foi ele examinado do ponto de vista alérgico, descobrindo-se ser sensível a muitos alimentos. A indagação histórica revelou que na manhã do dia em que a audição começou a diminuir, bebera ele grande quantidade de suco de tomate. Partindo desse fato, deram-lhe um pouquinho de suco de tomate e em poucas horas submeteram-no a exame audiométrico, que revelou perda de pequena percentagem de audição. Aos poucos reapareceu a surdez total, e então lhe aplicaram adrenalina, o que fez a audição ressurgir imediatamente. Quando a audição começou a diminuir novamente em consequência da eliminação da adrenalina, deram-lhe mais adrenalina e a audição tornou a aparecer. Manteve-se normal a audição com a adrenalina, ao mesmo tempo que se submeteu o paciente a uma dieta isenta de tomates. A partir de então o paciente não mais teve recaídas de perda de audição.

Outro caso é o de uma menina de oito anos com apenas cinquenta por cento de audição. Estava numa classe para aprender a leitura de lábios. A família fora informada de que a única medida que se podia tomar consistia em impedir a progressão da doença, e por isso a menina se viu condenada a uma vida permanentemente falhada. Como última providência tentaram uma investigação alérgica. Verificou-se que a menina era sensível a muitos alimentos, inalantes e bactérias normalmente existentes no nariz e na garganta. Dentro de oito meses de tratamento alérgico os audiogramas haviam retornado ao normal e a menina pôde ser retirada da classe de leitura de lábios e colocada em situação escolar normal.

Muitos alérgicos que sofrem de sintomas nasais e da garganta podem ter períodos de baixa de audição devida a inchaço do revestimento mucoso das trompas de Eustáquio. Geralmente a audição retorna ao normal assim que se controla o principal fator alérgico, mas quando se permite que a condição continue sem tratamento por longo prazo, a deficiência auditiva pode tornar-se permanente.

ALERGIAS OCULARES

GERAIS

O globo ocular consiste em três camadas de tecidos: a camada externa fibrosa e dura, conhecida pelo nome de esclerótica, que se torna transparente na parte anterior, formando a córnea; a camada média e pigmentada, chamada coroide, formada por uma trama de vasos sanguíneos, que em sua porção anterior se continua na íris, a parte colorida em forma de diafragma, que controla o tamanho da pupila; finalmente, a camada nervosa e interna, ou retina, que é extensão dos nervos óticos. Por trás da íris fica o cristalino, suspenso por ligamentos dos músculos ciliares.

As pálpebras são revestidas internamente por uma membrana mucosa, a conjuntiva, que se reflete na esclerótica, cobrindo-a em toda a extensão, salvo na córnea.

O cristalino e a íris dividem o globo ocular em duas câmaras. A anterior, entre a íris e a córnea, tem o nome de câmara anterior e é cheia de um líquido aquoso chamado humor aquoso. A câmara posterior é a cavidade que fica para trás do cristalino, cheia de substância gelatinosa que recebe o nome de humor vítreo.

Qualquer parte do olho pode ser afetado por uma reação alérgica, ou pode servir de sede a reação desse gênero, de natureza prolongada. Os sintomas e achados dependem completamente do local da reação.

CONJUNTIVITE ALÉRGICA: QUERATITE

Tem-se frequentemente registrado como resultado de alergia a inflamação da conjuntiva das pálpebras e, ou, do globo ocular associada a alterações da córnea. Os sintomas usuais consistem em dor súbita nos olhos, a qual é acentuadamente agravada pela luz, e forte lacrimejamento acompanhado de vermelhidão do globo afetado. Podem ser atingidos os dois olhos, ou apenas um.

Quando a córnea é atingida, ocorre escurecimento da visão e a dor pode tornar-se intensa, especialmente quando aparecem ulcerações isoladas e múltiplas. As úlceras podem ser passageiras ou podem durar longo prazo.

Os sintomas da conjuntivite e da queratite alérgicas podem ocorrer associadamente a outras manifestações de alergia, como febre do feno ou asma, ou independentemente. No primeiro caso costumam agravar-se sempre que as manifestações alérgicas coexistentes se reavivam.

Muitos alérgenos, entre os quais inalantes, ingestantes, contatantes, agentes bacterianos e infestantes, têm sido apontados como causa dos sintomas da conjuntivite e da queratite alérgicas. Têm sido reconhecidos não poucas vezes como ofensores o pólen, a poeira doméstica, as tinturas para cabelo. Também se têm referido casos produzidos pela poeira do milho.

A queratoconjuntivite recidivante (inflamação da córnea e da conjuntiva) é por vezes causada pela alergia a vermes, especialmente oxiúro. Os sintomas surgem com grande intensidade e de repente, e são devidos a exacerbação da infestação. Quando o paciente fica livre do verme, os sintomas desaparecem.

Um homem de vinte e dois anos estivera sujeito a ataques de úlceras da córnea cada vez mais graves, associadas a coceira e vermelhidão da conjuntiva, que não apenas eram dolorosas, mas também perturbavam a visão. Durante muito tempo o médico supôs que mesmo que conseguisse curar as úlceras, estas deixariam cicatrizes indeléveis, que perturbariam sempre a visão. Não tendo havido melhora alguma com outros tratamentos, trataram de examinar o paciente do ponto de vista alérgico e descobriram ser ele sensível a muitos alimentos e inalantes. Sua doença desapareceu assim que ele entrou em dieta livre dos alimentos a que era sensível e recebeu tratamento com os inalantes ofensivos. Não houve cicatrizes na córnea e a visão voltou ao normal, apesar de várias recidivas sempre que ele infringia a dieta.

Outro caso registrado é o de uma senhora que mandava tingir as sobrancelhas e pestanas. Certa vez usou um novo preparado e seus olhos começaram a arder imediatamente. Em dois dias ambos os olhos incharam e ficaram fechados, ao mesmo tempo que o rosto se encarniçava desde a linha da cabeleira até o queixo. Pouco após apareceu na córnea direita uma úlcera que se aprofundou e afinal perfurou, dando passagem ao conteúdo da câmara anterior. Quando a outra córnea começou a ficar da mesma maneira, submeteu-se a análise a tintura e verificou-se que ela continha um sensibilizante muito comum, a p-feniledodiamina, que se revelou agente da moléstia da paciente.

Tem-se descoberto que várias drogas, como nitrato de prata, cocaína, atropina, noviform e outras causam inúmeras reações alérgicas locais.

CONJUNTIVITE PRIMAVERIL OU VERNAL (CATARRO VERNAL)

Esta condição é caracterizada por vermelhidão dos olhos, coceira, lacrimejamento e, muitas vezes, corrimento branco. Geralmente, a afeção só atinge a conjuntiva da pálpebra superior e só raramente a da inferior. O catarro vernal também pode ocorrer como pequeninas vesículas bem delimitadas ou coalescentes, no bordo da córnea. Ambos os olhos são afetados, porém não necessariamente, ao mesmo tempo.

Como o nome sugere, a condição é sazonal, aparecendo em abril ou maio (nos Estados Unidos) e durando até agosto. Jamais principia no intervalo entre as estações, embora possa, uma vez instalada nesse intervalo, continuar durante os meses de inverno, com menor intensidade.

O catarro vernal geralmente começa na infância e pode continuar até na idade adulta. Há casos raros em que o inicio da manifestação ocorre relativamente tarde.

Grande percentagem dos casos de catarro vernal é causada por sensibilidade inalante a polens, mofos e poeiras. Os alimentos e muitos outros alérgenos são ofensores ocasionais.

VENÇA A ALERGIA
199

NEURITE ÓTICA

O nervo ótico, que vai desde uma parte especializada do cérebro até o globo ocular, onde ele se expande formando a retina, também pode ser afetado pelas reações alérgicas. A porção do nervo que fica dentro da órbita, antes de penetrar no globo ocular, acha-se em tal posição que a afeção de alguns dos seios da cabeça facilmente provoca inflamação nele, produzindo o que se chama de neurite retrobulbar. Como a afeção dos seios tem base frequentemente alérgica, a neurite retrobulbar pode, pois, ser indiretamente causada por uma reação alérgica. Mas também pode ser consequência direta de uma reação alérgica primária. São sintomas da neurite retrobulbar o aumento do ponto cego, perda de visão das cores e da visão da parte central do campo visual e aumento gradativo do defeito da visão, que pode terminar em cegueira completa.

Quando se demonstra a natureza alérgica da neurite retrobulbar, o tratamento adequado consiste na remoção das substâncias ofensivas e no tratamento adequado com extratos de outros agentes ofensivos que não possam ser removidos do ambiente. Frequentemente se impõe a cirurgia dos seios atacados.

RETINITE ALÉRGICA

É caracterizada por inchaço e hemorragia da retina. Como causa da moléstia têm-se referido a sensibilidade a alimentos e a agentes de imunização injetados hipodérmicamente.

CATARATA

Condição na qual o material do cristalino muda de consistência, tornando-se opaco e impedindo que a luz atinja a retina. Quando não adequadamente tratada, pode redundar em cegueira completa. Tem-se produzido catarata em animais de laboratório sensibilizando-os a material de cristalino e depois injetando-os com o mesmo material após intervalo conveniente. Existe indicio clínico de que as reações graves que se manifestam no olho após a operação de catarata, são devidas à libertação de substância do cristalino durante a operação.

Obtiveram-se resultados dúbios no tratamento da catarata com extrato de material do cristalino. Alguns pretendem, todavia, que esse tipo de tratamento tem detido a progressão da catarata e em certos casos tem até produzido nítida melhora.

OFTALMIA SIMPÁTICA

A lesão da coroide, a camada média e pigmentada do globo ocular, de um dos olhos costuma ser acompanhada pela deterioração da coroide do outro lado. Tal fenômeno jamais encontrou explicação satisfatória, mas, em vista de observações recentes, pode-se acreditar seja ele devido a uma reação alérgica. A lesão da coroide liberta certos elementos desta, que sensibilizam a coroide do outro olho. Ulterior contato com esses elementos causaria a reação alérgica.

ALERGIA CARDIOVASCULAR
(ALERGIA DO CORAÇAO E DOS VASOS)
ARRITMIA

Aplica-se este termo geralmente a perturbações da frequência e do ritmo da batida cardíaca. Em condições normais as batidas cardíacas obedecem a intervalos iguais, num ritmo de sessenta a noventa por minuto durante o repouso. Recentemente se verificou que a alergia pode ser uma das numerosas causas que tornam irregular esse ritmo. Quase todos os tipos de perturbação do ritmo cardíaco podem, na prática, ser produzidos pela alergia. As histórias seguintes servem de exemplo.

Um soldado de vinte e quatro anos de idade, que se encontrava no serviço havia seis meses, foi hospitalizado em virtude de repetidos desmaios. Os exames feitos durante os desmaios nada mais revelou senão excesso de batidas do coração, que chegavam a duzentas por minuto, ou mais. A indagação cuidadosa revelou que esses ataques de fraqueza, palpitação e dor no peito que acabavam acarretando desmaio, sobrevinham em intervalos regulares durante os últimos seis anos. Após ter entrado o paciente em serviço, os ataques tornaram-se mais frequentes e graves, a tal ponto que sua inutilidade no acampamento se tornou patente.

Na vida civil o seu trabalho exigia forte esforço físico que, segundo sua própria declaração, era maior do que o do trabalho no exército. Eliminou-se, pois, o esforço como possível causa dos ataques. Parecia ser ele um rapaz emocionalmente estável, sem problemas ou conflitos profundos. Como não fumava nem bebia, eliminaram-se também o álcool e a nicotina como possíveis causas dos ataques.

Entre os ataques o paciente mostrava-se inteiramente normal, trabalhando com facilidade. Constituía caso algo intrigante e possivelmente teria sido enviado de uma unidade hospitalar para outra, como inválido, se não houvesse caído sob as vistas de um alergista, que por ele se interessou. Após longo interrogatório o alergista só pôde encontrar uma única diferença entre seus hábitos civis e militares. Na vida civil ele bebia uma apreciável quantidade de cerveja, ao passo que no exército só conseguia obter uma cerveja de 3,2 por cento, de que não gostava. Parou de beber completamente a cerveja e em lugar dela passou a consumir dez a doze garrafas de Coca-Cola por dia.

Depois de o paciente ter ficado completamente livre dos sintomas durante várias semanas, voltou a receber o número usual de garrafas de Coca-Cola para um dia. Na noite desse dia, após queixar-se de dor no peito e tontura, desmaiou. Registraram-se as batidas cardíacas e fez-se um eletrocardiograma. As batidas eram em número superior a duzentas por minuto.

No dia seguinte enviaram o paciente a uma clínica alérgica onde exaustivas provas revelaram sua sensibilidade a alguns alimentos, sendo a principal reação determinada pelo açúcar de cana. Não lhe disseram a que alimentos era alérgico, mas deixaram-no na enfermaria sob a mais rigorosa observação, submetido a uma dieta da qual se excluíram todos os alimentos a que se manifestava sensível. No terceiro dia de dieta adicionou-se a cada refeição uma colher de açúcar e após a segunda já se observou um ataque de taquicardia paroxística (batidas cardíacas extremamente frequentes). Fez-se eletrocardiograma antes e após o acesso.

A prova foi repetida várias vezes até apurar-se que o açúcar de cana era o verdadeiro agente ofensor. Passou o paciente a receber alimentos adoçados com sacarina e não mais se repetiram os ataques.

Contou-se afinal ao paciente sua sensibilidade ao açúcar e colocou-se ele em dieta isenta de açúcar durante um mês, durante o qual não sobrevieram ataques. Antes da entrada no hospital os ataques sobrevinham diariamente. Verificou-se pela história do paciente que em sua vida civil os ataques sempre apareciam após consumo de grande quantidade de doces de chocolate, de que muito gostava.

Quando o paciente retornou ao seu acampamento, continuou na dieta prescrita por seis meses e, enquanto se pôde seguir sua vida, não manifestou ele sinais de doença alérgica.

A taquicardia paroxística tem sido atribuída também a sensibilidade ao calor, ao frio e a esforço muito intenso. Também se sabe que numerosos outros alimentos, além do açúcar, podem agir como ofensor em outros casos.

EXTRA-SISTOLE

Esta arritmia é causada por batidas prematuras e sabe-se que em certos casos ela é produzida por alergia alimentar ou física.

FIBRILAÇAO AURICULAR

Esta arritmia é totalmente irregular tanto em relação ao tempo quanto ao ritmo, com batida cardíaca extremamente errática. Ocorre principalmente como resultado de bócio tóxico ou de febre reumática. Como se sabe que a febre reumática é primariamente devida a alergia estreptocócica, a fibrilação auricular é secundariamente produzida pela alergia.

ANGINA PECTORIS

Esta condição é caracterizada por ataques de aguda e opressora dor cardíaca que pode estender-se a ambos os ombros, ou a um deles, e ainda aos braços, até a ponta dos dedos. A dor é por vezes tão cruciante que o paciente pode desfalecer ou sentir a impressão de que a morte o está dominando. Geralmente não se observa nenhum processo patológico estrutural no coração. A condição é frequentemente devida a espasmo dos vasos coronários que nutrem o coração.

Em numerosos casos encontra-se na base desse processo a alergia a alimento, a pólen e física.

DOENÇA DE BUERGER (TROMBOANGIITE OBLITERANTE)

Nesta condição, os vasos sanguíneos, geralmente das extremidades inferiores, são fechados à circulação geral por meio de coágulos. Instala-se então a gangrena porque o sangue não consegue chegar à área que fica abaixo da interrupção. Quando não tratada, esta doença dá origem a sucessiva amputação das partes atingidas. Podem ser atingidas outras partes do corpo além das extremidades, como cérebro, coração e órgãos internos, em alguns casos.

Embora Buerger, que originariamente descreveu a doença, haja salientado a relação entre seu aparecimento e o uso do tabaco, sua observação foi inteiramente clínica e, portanto, empírica. Harkavy e outros mostraram que as pessoas com doença de Buerger são na maioria das vezes alérgicas ao tabaco e que mais de noventa por cento dela são fumantes. Os próprios vasos sanguíneos são sensibilizados inicialmente e com a continuação do turno sobrevêm afinal alterações irreversíveis que acarretam fechamento dos vasos e gangrena. Em seus estados iniciais a doença pode ser retardada ou completamente inibida pela suspensão do fumo.

PERIARTERITE NODOSA

Esta doença dos vasos sanguíneos é devida à sensibilização das menores artérias e arteríolas. Por afetar ao mesmo tempo qualquer parte do sistema vascular e muitas partes diferentes, o quadro sintomático varia grandemente com o indivíduo e as partes do sistema vascular atingida. O quadro clínico é geralmente confuso e parece não caber no de nenhuma doença em particular, embora o paciente possa mostrar febre contínua, aumento do baço, grande aumento da quantidade de glóbulos brancos, grave anemia e acentuado enfraquecimento, grande variedade de dores musculares e nervosas com paralisia parcial ou completa de uma parte, sintomas renais, dor abdominal, náusea, vômito e sintomas cerebrais.

O diagnóstico de periarterite nodosa se faz retirando uma pequena quantidade de tecido de um músculo atingido e examinando-o ao microscópio. Se o exemplar provém de área lesada do músculo, os pequenos vasos mostram típicas alterações de natureza irreversível.

A periarterite nodosa é geralmente fatal, embora haja pacientes que sararam completamente sem recidiva. Se se suspeita da doença precocemente, instituindo-se logo o tratamento, pode ela desaparecer totalmente. Muitas vezes, é claro, a sensibilidade é ao agente causai de uma outra doença concomitantemente presente, ou a bactérias ocultas em focos de infecção. A doença foi produzida por sensibilidade metálica de natureza profissional e por metais pesados usados no tratamento de outras doenças.

Figura a periarterite nodosa em quinto lugar entre as causas de morte em asmáticos, o que vem robustecer a observação de ser ela frequentemente iniciada pelos alérgenos comuns.

LUPO ERITEMATOSO

Sem dúvida a alergia causa esta condição. A doença ataca os capilares, revelando o exame patológico dos tecidos atingidos as típicas alterações alérgicas irreversíveis.

Pensava-se outrora que o lupo eritematoso fosse uma forma de tuberculose cutânea. Em uma de suas duas formas essa doença é local, limitada à pele do rosto, seja em grandes manchas seja em pequenas áreas ou, mais tipicamente, estendendo-se largamente sobre os malares e estreitando-se para se encontrarem sobre o nariz. As áreas atingidas são avermelhadas e por seu aspecto, que lembra borboleta de asas abertas, é muitas vezes a lesão conhecida pelo nome de lesão em forma de borboleta.

Em sua segunda forma o lupo é geral ou disseminado. Embora possa começar como doença aparentemente cutânea, logo se espalham aos órgãos internos as lesões básicas dos vasos sanguíneos; praticamente todos os tecidos já se mostraram atingidos pelo mal. Quando a doença assume a forma disseminada, seus sintomas são múltiplos, indicando o ataque de muitos órgãos. O tubo gastrointestinal, o coração, o sistema nervoso, o fígado são sucessivos ou concomitantemente atingidos. A morte costuma sobrevir em oito ou nove meses após a disseminação da lesão básica aos capilares.

Admite-se atualmente, em geral, serem as duas formas tão somente fases diversas da mesma doença.

As pessoas que sofrem de lupo são muitas vezes alérgicas à luz ultravioleta e, quando expostas ao sol, seus sintomas rapidamente pioram, sendo atacados os capilares em várias regiões do corpo. Em outros casos os capilares são sensibilizados por drogas, metais pesados usados na terapêutica de outras doenças, alimentos, agentes causais de outras doenças coexistentes. Mas quase sempre também existe ao mesmo tempo a sensibilidade à luz. Não é raro o paciente referir o aparecimento das lesões cutâneas pela primeira vez após banhos de sol particularmente intensos.

História típica é a de uma enfermeira do exército de trinta e cinco anos que em junho, no dispensário, se queixava de repetidos resfriados e erupção cutânea do rosto e das partes expostas do peito. O exame feito pelo médico do dispensário nada revelou de alarmante e foi ela então aconselhada a usar uma loção para a pele e um remédio para tosse. Em agosto ela voltou queixando-se de fadiga, alguns gânglios aumentados nas axilas e aumento da erupção.

Hospitalizaram-na imediatamente após o segundo exame porque estava com febre. Pouco depois, começou a queixar-se de dores nas mãos e nos joelhos. Durante as semanas seguintes de observação, a febre não baixou apesar da medicação, nem diminuíram as outras queixas. Naquele momento já se suspeitava de alguma doença crônica e começou-se a tomar-lhe a história completa.

Logo após o seu segundo casamento, havia doze anos, a paciente se submetera a exame de sangue para uma verificação física geral. A reação de Wassermann deu quatro cruzes e por isso ela se divorciou do marido. Começou então a receber tratamento antissifilítico, que consistia em injeções de arsênico e bismuto, que continuaram por cinco anos. Embora jamais revelasse sintomas de sífilis, seu sangue nunca se mostrou Wassermann negativo.

No decurso de exames rotineiros de raios X, no hospital, notaram-se sombras em sua região glútea. Em vista da história acima referida, foram tais sombras interpretadas como restos de bismuto utilizado no tratamento.

Com o passar do tempo os sintomas começaram a variar. As dores artríticas tornaram-se intensas, a erupção estendeu-se por todo o corpo. Dois meses após entrada no hospital ela começou a ter náusea, vômitos e diarreia por vezes sangrentos. Apareceram grave tosse e falta de ar. Descobriu-se que o fígado e o coração haviam de súbito aumentado enormemente. Mediante exame microscópico da pele chegou-se ao diagnóstico de lupo eritematoso.

Por essa época a paciente estava totalmente confinada ao leito. Os rins estavam atacados, as pernas e o abdômen inferior estavam estofados, assim como o rosto e as pálpebras. As dores articulares tornaram-se tão severas que ela passou a viver sob constante sedação.

Acentuadamente positivo foi o patch test feito com bismuto.

Após oito meses de hospital ela faleceu. Os exames pós-morte revelaram que os capilares de todas as partes do corpo estavam com as típicas lesões irreversíveis de natureza alérgica.

Embora não se possa afirmar de maneira categórica, tudo indica que essa enfermeira se tornou sensível ao bismuto durante a primeira série de tratamento a que foi submetida. Um pouco dele permanecera encapsulado nos músculos glúteos e durante a tensão da vida militar, com as infecções respiratórias superiores que sobrevieram, parte desse bismuto teria sido mobilizada e entrou na circulação, onde agiu como dose choque de antígeno, a provocar as alterações capilares.

O conhecimento atual levou os médicos a afastar a noção de ser o lupo eritematoso de origem tuberculosa, ou de ser primariamente uma doença da pele. Na realidade, há casos de lupo eritematoso, bem comprovados, que nunca revelaram sintomas cutâneos.

ALERGIA GÊNITO-URINARIA

A alergia desse sistema é relativamente rara, embora ocorram ataques de cólica renal, micção frequente e dolorosa e inchaço dos órgãos genitais quando se aplicam localmente substâncias ofensivas, como acontece com os anticoncepcionais, ou quando são elas ingeridas ou injetadas.

Sangue na urina, manifestação muitas vezes referida e ocasionalmente fatal, é frequentemente causado por alergia física, especialmente sensibilidade ao frio. Têm-se registrado casos de pacientes que, expostos ao vento frio por alguns minutos, manifestam hemorragia renal e por vezes morte súbita.

Um eminente alergista afirmou que sempre que consome alimento que continha a mínima quantidade de açúcar de cana, apresenta sangue na urina.

Urinar na cama é às vezes manifestação de alergia alimentar em crianças.

Tem-se demonstrado que irregularidades menstruais e sintomas gerais relacionados com o ciclo menstrual e a menopausa são causadas por alergia aos próprios hormônios do paciente ou aos alérgenos comuns.

ALERGIA SANGUÍNEA

AGRANULOCITOSE

Esta é uma condição em que os glóbulos brancos granulosos diminuem de número, daí resultando calafrios, febre, fadiga, extravasamentos sanguíneos no tubo gastrointestinal e na pele, dores articulares e ulcerações na boca e na garganta. A morte frequentemente resulta de infecções intercorrentes.

A agranulocitose foi primeiro descrita como entidade em 1933 quando se demonstrou ser ela produzida pela aminopirina, droga relativamente muito usada naquele tempo. Depois disso inúmeras drogas se têm mostrado capazes de provocar essa doença do sangue, entre elas se destacando pela frequência as sulfonamidas.

PÚRPURA

Esta condição resulta de perturbação do mecanismo de coagulação do sangue. Grandes sufusões podem aparecer na pele, nas mucosas e nas cavidades do corpo. Há diversas variedades de púrpura, sendo a mais comum associada a crises abdominais e dores articulares. Essas púrpuras são muitas vezes devidas a alimento, drogas, ou sensibilidade bacteriana.

Além das categorias de doença acima referidas como de causa alérgica, muitos tipos de artrite, entre os quais a gota, são causados pela alergia, ou assim se suspeita que sejam.

Neste capítulo tratamos das mais conhecidas dentre as manifestações alérgicas menos comuns. Melhor que registrar a longa lista das outras menos conhecidas, será talvez salientar que qualquer parte do corpo pode ser sede de manifestação alérgica, transitória ou duradoura, benigna ou fatal.

Capítulo 15

Que fazer com a alergia?

COMO O mecanismo básico da reação alérgica ocorre na célula, o mais eficaz tratamento da alergia é o que lida diretamente com a célula. O objetivo desse tratamento seria tornar a célula mais resistente, menos suscetível a influências deletérias, quaisquer que sejam as origens destas. O tratamento ideal estabilizaria o padrão de energia da célula e assim restringiria a reação físico-química que conduz à libertação de histamina. Mas apesar dos esforços isolados de um grupo de pesquisadores no sentido de conseguir o ideal teórico do tratamento, ainda não se dispõe de método algum que o realize clinicamente. Temos ainda de recorrer à chamada terapêutica específica, que visa particularmente o ofensor, em vez da volatilidade da célula. Ao passo que neste último caso se poderia obter cura, no primeiro o mais que se obtém é alívio dos sintomas. Quando aplicado precocemente, este método é, todavia, muito eficaz na maioria dos casos.

Empregam-se dois princípios na terapêutica específica: evitar os agentes ofensivos uma vez descobertos, e hipersensibilizar, ou reduzir a lesão da célula por meios imunológicos.

Evitar significa alterar o ambiente externo e interno do paciente, de modo que se removam totalmente os agentes ofensivos nele presentes, ou que se reduzam eles a tal ponto que não mais desencadeiem sintomas. O meio externo do paciente é geralmente divisível em lar, trabalho e divertimento, campos em cada um dos quais se podem encontrar elementos aos quais o paciente seja alérgico. O meio interno é o próprio corpo do paciente, os seus muitos processos e secreções aos quais ele pode ser também alérgico. Essa divisão do ambiente é até certo ponto artificial, uma vez que o meio interno está na dependência dos elementos do externo, que se introduzem no organismo. O importante é que todo aspecto do mundo em torno e dentro de nós pode ser responsável por sintomas alérgicos. A fim de empregar o princípio da prevenção desses elementos, é preciso separar estes últimos da complexidade em que geralmente se encontram misturados.

Um dos meios mais proveitosos para investigar a causa das alergias é uma história cuidadosa e minuciosa contada pelo paciente. A primeira entrevista do paciente com o alergista costuma ser longa e cheia de indagações a respeito dos mais variados detalhes de sua vida. O alergista tentará relacionar os sintomas com a época do ano, o mês e o dia, procurará determinar o tempo exato em que os sintomas se instalam e conhecer as circunstâncias que os cercam. Os pormenores de emprego e ocupação, os materiais dessa ocupação e as alterações neles observadas serão investigados pacientemente. O aspecto geral da casa, sem esquecer o tipo de mobiliário, revestimento das paredes e do chão, cobertas de cama e estofamentos, tudo isso será pesquisado. Também se investigarão as relações entre sintomas, doenças recentes, injeções, exposição ao calor e ao frio, assim como ao sol, entre sintomas e alterações dietéticas, alteração do vestuário e de hábitos em geral. Também o alergista perguntará a respeito da família do paciente, tanto do ponto de vista alérgico quanto emocional. Indagará ainda de suas relações com outros membros da família, colaboradores, amigos.

Realiza-se exame físico completo do paciente para determinar se os sintomas são na verdade de natureza alérgica e não apresentam outra causa, e para investigar a existência de focos de infecção. As amídalas, os seios e os dentes são sede frequente de bactérias a que o paciente pode ser alérgico. O exame de vários produtos de excreção ajuda a afastar a hipótese de infecções e infestações ativas.

Realizam-se finalmente provas, em primeiro lugar com as substâncias alergênicas que os exames físicos e a história do paciente parecem indiciar, e em segundo lugar com outros alérgenos. Podem-se efetuar, isoladamente ou em combinação, provas cutâneas, oculares, das mucosas, de inalação, dietas de eliminação ou ensaios clínicos com substâncias especiais de que haja suspeita.

Com os dados fornecidos pela história e pelas provas, estabelece-se para o paciente um regime que assegure a remoção, de seu ambiente, do maior número possível de elementos a que se mostre ele alérgico; institui-se ainda uma série de injeções a intervalos regulares, com extratos dos materiais que seja impossível remover do ambiente (hipossensibilização), e uma dieta que elimine todos os alimentos a que há sensibilidade.

O regime pode abranger em certos casos tratamento cirúrgico dos seios, ou extração de dentes e amídalas de que haja suspeita ou que seguramente abriguem bactérias a que o paciente seja sensível. Dispositivos mecânicos como máscaras, filtros, máquinas de condicionamento do ar, luvas e vestes impermeáveis podem às vezes auxiliar na remoção dos agentes sensibilizantes. Pode-se aconselhar às vezes a psicoterapia ou auxílio psicológico mais forte, como a psicanálise. Quando necessário, incluem-se na prescrição recomendações ditadas pelo bom senso quanto a esforço, exposição aos elementos e a alteração de clima.

Quando a orientação de evitar não basta, para resolver a questão por si só, emprega-se a hipossensibilização com o objetivo de formar «substâncias bloqueadoras» na corrente sanguínea. As substâncias bloqueadoras, produzidas pela injeção de doses repetidas dos agentes ofensivos, agem como inescalável muro em torno das células sensibilizadas, isto é, que possuem anticorpos ligados a elas, assim impedindo a união do antígeno com o anticorpo preso à célula. Quando a corrente sanguínea transporta abundantes substâncias bloqueadoras, a célula não é lesada e não aparecem sintomas.

O melhor exemplo desta eficaz hipossensibilização é o tratamento da febre do feno simples, devida a pólen de tasneira. Usa-se extrato desse pólen para injeções que se fazem com intervalos regulares, usualmente de sete em sete dias, ou de quatro em quatro. Em cada injeção aumenta-se a dose, segundo a reação provocada no paciente pela dose anterior. Determina-se a dose ótima para cada paciente pelo aparecimento de sintomas muito suaves, ou pela ausência de sintomas na estação, tempo em que se aumenta o intervalo entre as injeções. Teoricamente a substância bloqueadora formada na corrente circulatória fica entre o pólen inalado e a reagina contra o pólen que se acha presa às células da mucosa nasal, impedindo a reunião dos dois. Em consequência, as células da mucosa nasal não sofrem lesão, não se observa libertação da substância H (histamina), não aparecem a vasodilatação e o inchaço e não ocorrem os sintomas de febre do feno.

Em muitos pacientes com febre do feno este nível de substância bloqueadora pode ser mantido durante todo o ano pelo aumento gradativo dos intervalos entre injeções de doses ótimas do extrato do pólen de tasneira. Chama-se perene a esse tratamento, o que significa que o paciente recebe uma injeção por mês durante todo o ano. A vantagem da terapêutica perene está em que após várias estações com êxito (estações de febre do feno passadas sem sintomas) é possível tentar uma estação sem tratamento algum. Alguns pacientes conseguirão passar vários anos sem tratamento e sem sintomas. Uma pequena percentagem talvez verifique ser totalmente e para sempre dispensável o tratamento.

(Para facilidade de descrição, falamos de substância bloqueadora, ou anticorpo, de maneira definida e positiva. Mas as coisas não são exatamente assim. Do tratamento por meio de injeções resulta efetivamente o aparecimento da substância bloqueadora, mas não é definida sua relação à quantidade de tratamento e ao alívio dos sintomas. Seja qual for, porém, o mecanismo, resulta proteção da célula quando se faz a hipossensibilização.)

O tratamento pré-sazonal das alergias sazonais baseia-se no mesmo princípio da terapêutica sazonal, salvo que o tratamento começa alguns meses antes da estação e continua apenas até o fim desta. Geralmente o paciente que recebe tratamento pré-sazonal tem de receber injeções a vida inteira e não passa estação alguma livre de sintomas e de tratamento. Há casos em que os sintomas cessam sem qualquer causa conhecida.

Pode-se fazer com muita facilidade o diagnóstico nas alergias sazonais, como a febre do feno e a asma polínica. As estações polínicas do país, em qualquer região, são agora muito bem conhecidas, e quando o paciente se apresenta com sintomas de febre do feno ou asma, quando ocorrem numa estação destas, ou numa combinação delas, e desaparecem em outras épocas do ano, algumas provas simples com polens suspeitos rapidamente confirmam o diagnóstico.

O êxito do tratamento especifico, evitando-se o agente sensibilizante ou fazendo-se a hipossensibilização, depende em grande parte da investigação adequada e da descoberta dos agentes ofensivos específicos em qualquer caso particular. A relação entre diagnóstico adequado e tratamento é provavelmente mais íntima na alergia do que em qualquer outro campo da medicina, pois embora outras entidades mórbidas exijam cuidadoso diagnóstico, o tratamento por si só e muitas vezes antidótico e pode ser igualmente eficaz numa grande variedade de condições. O tratamento da alergia pode ser eficaz na proteção e na eliminação dos agentes ofensivos só depois de terem estes agentes sido cuidadosamente isolados.

Quando se consegue isolar os agentes ofensivos, os resultados do tratamento são geralmente bons, mas é errôneo falar em curar uma doença alérgica, pois a cura não ocorre. Com tratamento adequado pode-se atingir um estado em que os sintomas não recidivam e na qual, no que diz respeito ao paciente, a condição não mais existe, mas o estado alérgico perdura. A capacidade de as células reagirem de maneira não usual não foi alterada e, se se deixa que ela novamente se torne ativa, os sintomas reaparecem. Além disso, um paciente sempre pode tornar-se sensibilizado a outros ofensores, além dos descobertos na primeira investigação, ou pode, após ter sido aliviado de um complexo de sintomas, desenvolver uma alergia completamente nova. Enquanto acompanha o tratamento de um paciente, o alergista tem de estar sempre de sobreaviso em relação à possibilidade de aparecerem outras alergias. Toda ameaça de reaparecimento de sintomas ou de aparecimento de novos deve ser prontamente investigada com rigor como possível manifestação de novas sensibilidades ou espalhamento da sensibilização a diferentes órgãos.

Quando não se podem descobrir ofensores específicos, o resultado do tratamento é fraco. É este em geral o caso de sensibilidade bacteriana críptica ou quando um ofensor se acha oculto no meio do paciente de maneira tão profunda que a mais rigorosa busca não consegue identificá-lo.

O chamado fator-X, ou o agente não descoberto no meio em que o paciente vive, pode ser um agente material com o qual o alergista tenha tido pouco ou nenhum contato. Muitas vezes, entretanto, o fator psicológico ou emocional dentro do paciente é a causa única ou então contributiva do quadro alérgico. Infeliz- mente a orientação do público e também de muitos alergistas é tal que o fator psicológico é frequentemente descurado. Ignora-se o próprio paciente na ânsia de encontrar algum agente físico ou material em seu ambiente, algum elemento estranho, pouco conhecido, inusitado, escondido nas frinchas do papel da parede, na roupa de cama trazida de outro continente, ou em qualquer outra das muitas facetas de seu mundo cotidiano. É igualmente possível que muitos dos casos de alergia bacteriana que não reagiram aos tratamentos adequados e comuns, sejam na verdade casos de alergia psicologicamente deflagrada ou exacerbada. Quando se reconhecem e tratam adequadamente os problemas emocionais, os resultados costumam ser bons.

Outro importante fator no resultado do tratamento é o estado em que se encontra o processo alérgico.

A alergia é um processo reversível em seus começos, e entre os intervalos dos ataques o paciente parece inteiramente normal. Enquanto a condição alérgica não progride além desse estado reversível, os resultados do tratamento são bons, mas quando a condição atinge a fase em que os sintomas se acham sempre presentes num grau ou noutro, o tecido não mais pode reverter a um estado completamente normal porque nele ocorreu uma alteração irreversível e os resultados passam então a ser maus.

A excelência dos resultados do tratamento depende em grande parte da complexidade do caso. Se uma pessoa é alérgica apenas a uma substância, e se esta é facilmente removível do ambiente, os resultados são excelentes. Se a sensibilidade única é em relação a alguma substância que não se pode remover facilmente do meio, tem-se de recorrer à hipossensibilização, e com esse tratamento, embora os resultados possam ser bons, muitas vezes não são muito satisfatórios. Se, como costuma ocorrer, o paciente é sensível a muitos fatores, os resultados ainda podem ser excelentes, mas é mais provável que sejam apenas bons.

O princípio de evitar dá resultado no tratamento da asma e, além da hipossensibilização, deve o paciente seguir certas regras destinadas a eliminar de seu ambiente os elementos ofensivos. Algumas das regras mais importantes observadas durante a estação de polinização são: evitar as áreas altamente polinizadas como o campo, os bosques e as áreas de vegetação da cidade; manter as janelas dos automóveis ou dos trens fechadas quando em viagem; fechar as janelas da casa, especialmente as do dormitório.

A experiência tem revelado que outras regras de comportamento geral ajudam a evitar o estímulo não específico de sintomas de asma. Durante a estação proíbe-se esforço físico exagerado, excesso alcoólico, súbitas alterações de temperatura como as produzidas pela entrada e saída de casas ou cômodos com ar condicionado, contato com cheiros fortes e irritantes. Pode o doente valer-se de meios auxiliares, como dispositivos mecânicos, como filtros nasais, máquinas de ar condicionado, máquinas precipitadoras de partículas.

Os sintomas de alguns indivíduos com alergia a pólen podem não ser totalmente aliviados quando se evita o pólen ou outras partículas do ar. Muitas dessas pessoas são também alérgicas a outras substâncias, muitas vezes alimentos que não lhe causam transtorno, salvo na estação polínica. Se colocados em dieta adequada que elimine tais alimentos, ou em regime que evite todos os outros elementos a que ela seja sensível, o paciente de asma obterá excelentes resultados com o tratamento. A maioria dos alergistas, ao investigar seus casos de asma ou febre do feno, descobre outras alergias que podem perturbá-los apenas durante a estação.

Os casos não-sazonais de asma são mais complexos. Algumas histórias de casos reais servirão para exemplificar os métodos de investigação, os problemas apresentados e os meios de tratamento utilizados.

Em 1937 uma chapeleira de vinte e oito anos, que trabalhava numa firma atacadista, apresentou-se com uma história que registrava tosse que gradualmente aumentava, guincho no peito e falta de ar durante um período de nove meses. Seis meses antes dos sintomas desposara ela um açougueiro.

Os sintomas haviam aparecido de repente na última semana de setembro. O primeiro ataque ocorreu por volta das dez horas da noite quando a paciente estava na sala de visitas com o marido e amigos.

O primeiro ataque começou com ligeira dificuldade respiratória após uma história que lhe provocara forte risada. A dificuldade respiratória foi logo seguida de guincho no peito, facilmente audível. Todos os presentes, e também ela, ficaram assustados com os sintomas e o marido prontamente chamou o médico da família. Ao acabar a chamada, a paciente estava com o rosto azulado e o ar parecia não lhe penetrar os pulmões. Levaram-na para junto da janela aberta, que dava para um grande jardim gramado, e então os sintomas, em vez de desaparecer, recrudesceram. Cobriu-lhe o rosto um suor frio e ela pensou, com o marido e os convivas, achar-se para morrer. Afrouxaram-lhe o vestido e colocaram-na no divã com diversos travesseiros sob a cabeça.

O médico, chegando, deu-lhe imediatamente uma injeção de adrenalina após a qual ela passou a sentir-se melhor, recomeçando a respirar com ritmo regular. Levou horas, porém, para que a respiração ficasse inteiramente normal e desaparecesse o guincho.

Detido interrogatório a respeito das circunstâncias que cercaram o aparecimento desse primeiro acesso revelou diversos fatores que poderiam ter desencadeado o fenômeno. De início a paciente tinha plena certeza de nada haver servido de pouco comum durante o jantar. Mas depois de pensar um pouco, recordou haver feito macarrão com molho de mexilhão, de que o marido gostava muito. Jamais se importara com esse tipo de alimentos marinhos, mas naquele jantar ela consumira mexilhões pela primeira vez.

Levara ela alguma coisa de novo ou inusitada aquele dia para casa? Outra vez sua primeira resposta foi negativa, porém, depois; de mais ponderação, recordou que naquela manhã recebera um xale de Cashmere, que usara como elemento decorativo numa das cadeiras da sala de visitas.

Houvera alguma coisa diferente no material por ela utilizado durante aquele dia? Não. Nada. Antes daquele acesso tivera ela alguma vez perturbação de qualquer tipo no peito? Não. Tivera frequentes resfriados no passado? A princípio respondeu que não tivera mais resfriados do que o comum das pessoas. Quantos? Dois ou três por ano. Em que época do ano os tinha? Geralmente eles apareciam bem perto uns dos outros, de agosto a outubro. Começavam, disse ela, com corrimento nasal e rapidamente desciam para o peito, com tosse forte. Duravam duas a três semanas e nunca eram seguidos de febre. Costumava permanecer em casa de dois a sete dias durante os resfriados.

Há quanto tempo vinha tendo aqueles resfriados? Há uns cinco ou seis anos.

Tivera alguma complicação no nariz? Após algum esforço de memória, recordou ter sofrido de alguns acessos de espirros. Quando? Ao fazer o serviço caseiro, o que acontecia antes de sair para o trabalho ou depois de retornar dele. Alguma vez ocorriam eles no trabalho? Não.

Alguém, de sua família, tivera febre do feno, asma, enxaqueca, urticária ou outra alergia qualquer? Seu irmão tinha asma.

Quando sobrevinham os ataques seguintes? Geralmente à noite ou nas primeiras horas da manhã. Vinham com especial intensidade nos domingos de manhã. Achava ela que desde o primeiro ataque tivera mais uns vinte, em nove meses, tendo-se eles tornado cada vez mais graves e incapacitantes.

Da história por ela contada, especialmente da relativa ao primeiro acesso, foi possível indiciar vários fatores.

O mexilhão do molho era um ofensor provável, todavia o resto da história tenderia para reduzir-lhe a importância, pois ela não mais ingeriu esse molusco e, todavia, continuou a ter asma. Possível fator era também a manta de Cashmere, que o alergista verificou ser feita de fino pelo de coelho Angorá. O xale permanecera em sua casa desde o primeiro ataque, mas como estava conservado dentro de um armário, seria difícil apontá-lo como causa dos demais acessos.

Sua história de perturbações nasais enquanto fazia o serviço doméstico tendia a implicar a poeira da casa. A não observância de acessos durante o trabalho eliminava o ambiente de seu emprego. Seus frequentes «resfriados», que vinham geralmente em agosto e setembro, tendiam a incriminar o pólen da tasneira, pois esta é a estação em que essa planta lança seu pólen. Maior suspeita ainda causou haver o primeiro acesso sido agravado por sua colocação diante da janela que dava para o campo.

O exame físico no momento em que a paciente teve o primeiro acesso revelou tratar-se de uma jovem sadia cujo peito estava livre de quaisquer sons anormais. Em vista de sua história de repetidos resfriados e complicações nasais, resolveu-se tirar chapas de raios X dos seios e do peito. Este último estava perfeitamente normal, ao passo que os seios mostravam leves alterações, porém nada de interesse no momento.

Começou-se exame sistemático com provas alérgicas, cerca de cento e cinquenta, inclusive todos os alimentos comuns e muitos dos inalantes. Reagiu ela positivamente a muitos materiais, entre os quais poeira doméstica, tasneira, pelo de coelho, penas de marreco, cerca de vinte alimentos, entre os quais os moluscos marinhos. Os exames deixaram claro, juntamente com a sua história, ser ela um caso de sensibilidade múltipla.

Sua asma era produzida por um complexo de fatores e não por uma causa isolada.

Instituiu-se para ela um regime de evitar agentes sensibilizantes e de hipossensibilização. Disseram-lhe para jogar fora o xale de Cashmere. Tendo-se verificado que os travesseiros que ela usava, eram de penas de marreco, mandaram-na substituir o enchimento deles por outro material ou cobri-los com um revestimento impermeável. Para manter livre de poeira o quarto, recebeu ela instruções para remover tudo quanto fosse capaz de juntar pó em seu quarto de dormir — cortinas e cortinados, tapetes, livros, devendo o quarto ser limpo por uma outra pessoa, o piso encerado e o peitoril da janela e os rodapés limpos com pano úmido. Se a paciente tivesse de fazer a limpeza, deveria usar leve máscara de pano umedecido, que lhe cobrisse o nariz e a boca.

Além disso, ministraram-lhe injeções de extrato de poeira da casa e de tasneira, aumentando as doses com intervalos regulares.

Eliminaram-se-lhe da dieta todos os alimentos a que revelou sensibilidade, assim como os compostos em que eles entrassem. Como alguns dos alimentos a que era sensível são essenciais, foi a dieta completada pela adição de vitaminas.

Nesse regime os sintomas gradualmente desapareceram, e após seis meses de tratamento a paciente só apresentava sintomas esporádicos de asma, de natureza muito leve, os quais podiam em sua maioria ser relacionados com alguma infração do regime. Durante os seis meses seguintes a maioria dos alimentos excluídos da dieta foram sendo novamente introduzidos, embora alguns deles tivessem de ser eliminados de novo porque desencadeavam manifestações de alergia. Por essa época estava ela recebendo injeções de extrato de poeira doméstica e de tasneira duas vezes por mês, mas não tomava drogas para aliviar os sintomas.

Nos meados de 1938, dezoito meses após o início do tratamento, estava livre de sintomas, a tal ponto que se decidiu fazer uma experiência, deixando-a sem tratamento.

Dois anos mais tarde, quando novamente vista, sua história era típica. Durante um ano e meio passara muito bem, mas com o tempo fora relaxando cada vez mais o regime, e nos últimos seis meses tivera diversos acessos sérios e afinal, umas poucas semanas antes da visita ao alergista, caíra com febre alta, dor em ambas as faces e grossa descarga de pus na garganta e no nariz. Tivera uma infecção aguda dos seios paranasais e sua condição parecia pior do que quando vista pela primeira vez.

Curou-se a infecção e restabeleceu-se o antigo regime, porém desta vez não com o mesmo êxito, pois embora os acessos diminuíssem de gravidade, o guincho e a tosse continuaram. O novo exame dos seios com raios-X mostrou os efeitos da inflamação, ficando claro que ela desenvolvera sensibilidade clínica às bactérias que haviam causado a sinusite e que ainda estavam presentes em certa quantidade.

A partir do líquido de lavagem dos seios preparou--se vacina, com que foi ela tratada, além dos extratos que já estava recebendo. Durante alguns meses pareceu melhorar e depois sofreu um reavivamento da infecção do seio. A asma tornou-se tão grave que ela foi hospitalizada, recebendo tratamento para a sinusite e ao mesmo tempo inalação de mistura de hélio e oxigênio. A situação do seio melhorou, mas a asma persistiu até que ela recebeu um enema de óleo com éter, que quebrou o grave estado asmático. Gradualmente recuperou o vigor e recebeu alta.

Ao voltar a casa sofreu outro acesso de asma e continuou a tê-los até que o alergista, reconhecendo que a causa de tudo estava nas bactérias residuais que permaneciam nos seios, recomendou operação destas cavidades. Como frequentemente ocorre, a intervenção cirúrgica reativou a asma e só no fim de várias semanas os sintomas peitorais começaram a diminuir. Após a operação foi ela mantida em seu antigo regime e submetida a novos exames, encontrando-se algumas novas sensibilidades, que foram tratadas. Nos quatro últimos anos a paciente tem estado completamente livre de sintomas e em boa saúde, mas não negligencia sua visita mensal ao alergista.

O que acabamos de descrever, representa caso médio de asma devida à sensibilidade múltipla, inclusive a bactérias, no qual o bom resultado do tratamento depende de íntima colaboração de alergista com paciente. Infelizmente, muitas pessoas esperam que o alergista lhes diga após alguns minutos de investigação e algumas provas: «Sua doença é devida a isto! Deve eliminar isto, e tudo voltará ao normal!»

Às vezes o alergista realmente descobre o agente ofensor sem muita indagação. Caso extraordinário é o do joalheiro que se apresentou com história de corrimento e comichão do nariz, entupimento, dificuldade de respirar pelo nariz, espirros, coceira e vermelhidão dos olhos. Disse ele que aqueles sintomas haviam aparecido e permanecido diariamente durante os últimos meses e eram tão aborrecidos que ele estava disposto a abandonar o trabalho. Os fregueses fugiam dele porque o imaginavam resfriado e ele verificou que o aspecto do nariz e dos olhos tornava impossível manter o seu negócio.

Investigando melhor, o alergista descobriu que os sintomas haviam começado depois que o joalheiro instalara uma pequena oficina para consertar relógios no fundo da loja, piorando sempre que trabalhava lá. Quando o paciente trouxe para exame um certo pó comercial que usava para polir as peças dos relógios, verificou-se que ele consistia, em sua maior parte, de osso de siba. As provas feitas com extrato desse material revelaram que o joalheiro era altamente sensível a ele, manifestando-se grande reação na pele, e provocando uma pequena quantidade dele, quando colocada no nariz, imediatos e graves sintomas nasais. Aconselhado a mudar de abrasivo, seus sintomas desapareceram completamente assim que o conselho foi seguido.

O caso seguinte ilustra o papel muito importante do fator psicológico nos sintomas alérgicos. Um negociante de trinta anos, que havia dez sofria de asma, queixou-se de que os seus sintomas se tinham agravado no ano anterior, quase o impedindo de trabalhar. A história do paciente revelou que ele morava num quarto de hotel na cidade de Nova-Iorque, em vista da natureza de seu trabalho, e só nos fins de semana ia para casa, num subúrbio a noventa quilômetros, para estar com a mulher e o filho pequeno. Seus sintomas pioravam claramente quando estava em casa.

Nada se encontrou, no ambiente da casa, que pudesse ser apontado como agente material da exacerbação crescente dos sintomas. As provas revelaram as sensibilidades usuais, sendo o paciente colocado num regime em que se evitavam todas elas, fazendo-se também a hipossensibilização. Durante algum tempo pareceu melhorar, porém os sintomas logo reapareceram.

Após alguns meses foi novamente interrogado, e dessa vez confessou um fato que havia omitido. Era separado da esposa e suas visitas tinham por objetivo apenas ver o filho, segundo lhe facultava a lei. A perturbação emocional da visita de trinta e seis horas constituía a base da exacerbação de sua asma.

Quando o paciente e sua esposa foram induzidos a ajustar seus desentendimentos de maneira razoável por meio da psicoterapia, passando ele novamente a viver em seu lar numa atmosfera de compreensão e família, sua asma de fim-de-semana logo se reduziu, bastando a continuação do tratamento de rotina para controlar a asma esporádica resultante de suas outras sensibilidades.

Capítulo 16

Drogas e auxílios outros

EMPREGAM-SE DROGAS, em alergia, como adjuvante do tratamento específico. São ministradas para aliviar os sintomas imediatos que continuam enquanto prossegue a investigação e se estabelece a terapêutica apropriada, para ajudar o paciente a vencer o ataque súbito que aparece como resultado de alguma imprudência, e para aliviar os sintomas que persistem apesar da terapêutica específica. As drogas devem ser usadas o menos possível no tratamento da alergia porque têm tendência para mascarar o efeito do tratamento especifico e porque o paciente é muitas vezes alérgico também ao remédio prescrito para lhe aliviar os sintomas.

A seguinte descrição de drogas e auxílios comumente usados não pretende ser completa, mas apenas dar uma ideia geral dos vários tipos e de algumas das drogas específicas utilizadas no tratamento da alergia. Há numerosas drogas dessas, de valor relativo igual.

VENÇA A ALERGIA

231

SIMPATICOMIMÉTICOS

Estas drogas imitam a ação do sistema nervoso simpático. São ministradas para provocar a constrição dos pequenos vasos, assim reduzindo o inchaço responsável pelos sintomas alérgicos.

ADRENALINA, EPINEFRINA E SUPRA-RENINA

Estes nomes são empregados para o princípio ativo da medula (a parte central, especializada) da glândula adrenal. Desde o começo do século a adrenalina tem sido empregada como gotas para os olhos e o nariz, como pulverização para o nariz, como injeção contra certas condições alérgicas agudas, especialmente asma grave. A forma injetável da droga é apresentada sob diversas variedades, conforme o tipo de condição a ser tratada. A adrenalina aquosa ou solúvel em água é a forma mais comum e é usada para pronto alívio de curta duração. A adrenalina lenta tem uma base oleosa ou gelatinosa e é lentamente absorvida, de modo que seus efeitos se manifestam menos rapidamente e duram muito mais tempo que os da forma aquosa. Uma adrenalina muito forte, utilizada num dispositivo conhecido como nebulizador, produz uma névoa fina e quase imperceptível, útil aos pacientes que sofrem de asma. O nebulizador é colocado na boca, o paciente aperta a Pêra de borracha e inala profundamente, de modo que a fina névoa de adrenalina penetre nos mais finos bronquíolos, onde age diretamente sobre a mucosa inchada, encolhendo-a e aliviando o paciente.

EFEDRINA

O princípio ativo da erva chinesa Ma Huang, cientificamente conhecida como Ephedra vulgaris, tem sido empregado pelos médicos chineses como remédio contra a tosse há cinco mil anos. Sob forma purificada, a efedrina foi introduzida no mundo ocidental no começo do século XIX. Esta droga é muito parecida com a adrenalina tanto na ação quanto na estrutura química, mas difere dela sob dois aspectos: a ação da efedrina é mais lenta, mais prolongada e não tão intensa, podendo a droga ser tomada pela boca, ao passo que a adrenalina é destruída no estômago e pelas secreções intestinais, não podendo, pois, ser engolida.

A efedrina é usada com bons efeitos sob forma de gotas, nebulização, aplicações locais e injeção. Em alguns pacientes pode produzir efeitos colaterais, como palpitação, tremor, fraqueza, sensação de frio, náusea, irritabilidade e nervosismo, e por isso é geralmente ministrada, em cápsula ou pílula, em combinação com pequenas quantidades de um sedativo, como luminal ou amital.

Desde a introdução da efedrina nos Estados Unidos tem sido intensa a pesquisa de substitutos para essa droga, havendo-se produzido muitos compostos sintéticos que têm praticamente os mesmos efeitos que o produto natural, quando em gotas ou nebulização. Esses substitutos possuem, em relação ao produto natural, a vantagem de menor preço e menos efeitos colaterais. As desvantagens dos substitutos aparecem quando ministrados pela boca, caso em que são menos eficazes que a efedrina.

Entre os produtos sintéticos utilizados em vez da efedrina, e preferivelmente a ela, citam-se a paredrina, a racefedrina, a propadrina, a neosinefrina e a benzedrina.

Uma substância semelhante à efedrina e muito eficaz sob forma de gotas ou nebulização foi recentemente adicionada à lista de substitutos da efedrina. Trata-se da privina. Seu efeito, quando aplicada sobre a mucosa nasal, é muito maior que o da efedrina e os resultados são de maior duração.

A benzedrina encontra melhor emprego nas condições alérgicas como inalante ou gotas de aplicação local. Quando tomada pela boca, os seus principais efeitos relacionam-se com a fadiga e o apetite e não com a redução do inchaço alérgico.

ERGOTAMINA

Esta droga é isolada do esporão do centeio, forma particular de um fungo que cresce no centeio e em outras plantas. O esporão do centeio é famoso pelas epidemias de «Fogo de S. Antônio» observadas em séculos passados. Estas epidemias seguiam-se à ingestão de pão feito de cereais infestados com o esporão. Em grandes quantidades, o esporão pode causar gangrena das extremidades.

Não temos plena certeza de que a ergotamina possa entrar na classe das drogas simpaticomiméticas, mas sua ação lembra até certo ponto a das drogas desse grupo e sob muitos aspectos se parece com a da adrenalina. Em certas quantidades causa constrição dos pequenos vasos e reduz o inchaço. Na alergia a ergotamina é mais frequentemente usada para aliviar o espasmo dos vasos cerebrais e é por isso eficaz no tratamento das dores de cabeça da enxaqueca.

Ministra-se a ergotamina como tartarato de ergotamina, sob forma de pastilha ou injeção, no tratamento da enxaqueca. Nos casos em que não se pode encontrar o agente ofensor, ou que respondem mal ao tratamento específico, a ergotamina é usada constantemente. É remoto o perigo de gangrena das extremidades nos casos de enxaqueca assim tratados, e quando aparece a gangrena, esta surge muito no início do uso da droga e não parece relacionada com a dose total.

Jamais se ministra ergotamina a pacientes que, além de seus sintomas alérgicos, apresentem doença orgânica dos vasos sanguíneos, bócio tóxico, icterícia ou infecções sépticas. Também não se deve usar durante a gravidez.

COMPOSTOS DA XANTINA

São imitadores do sistema nervoso simpático ainda piores do que a ergotamina, mas estão incluídos nesta categoria de drogas simpaticomiméticas porque parecem ter efeito dilatador sobre os bronquíolos e são por isso úteis no tratamento da asma.

A cafeína muitas vezes proporciona dramático alivio ao asmático, quando fracassam outras drogas. Não se conhece nenhuma razão para esta ação, salvo a que exerce sobre os bronquíolos. Só é usada no tratamento das alergias quando outros remédios falham, porém uma certa quantidade de asmáticos obtém alívio igual, ou talvez maior, com o uso de uma ou duas xícaras de café quente do que com adrenalina. Como último recurso, a cafeína é por vezes ministrada sob forma de injeção, porém mais vezes ê ela ministrada sob forma de cápsula ou pílula, existindo numerosas preparações comerciais com essa base.

Aminofilina, teofilina e teocina são nomes diversos para um composto xantínico muito relacionado com a cafeína, porém muito mais usado e talvez mais eficaz. A aminofilina é especialmente indicada naqueles casos que não reagem à adrenalina, à efedrina ou aos seus derivados, ou nos casos em que o paciente desenvolveu acentuada tolerância a outras drogas, que assim se tornam inúteis. Sua ação é por vezes espetacular em casos graves de asma, onde o seu emprego é máximo, e não raro como medida heroica para salvar a vida. Quando o paciente em estado asmático não reage à adrenalina, as injeções intravenosas de aminofilina muitas vezes quebram o círculo vicioso. Parece ter ela pouco ou nenhum efeito sobre a mucosa nasal, a pele ou a mucosa de qualquer outro conduto ou cavidade do corpo.

A aminofilina é geralmente usada em combinação com a efedrina e pequena quantidade de luminal para controle dos ataques mais graves de asma.

Foi a aminofilina recentemente incorporada a supositório, e receitada sob essa forma para asmáticos quando se deseja prolongada ação à noite. Em certos casos em que o paciente se mostra apreensivo em relação à injeção intravenosa, e o médico não se acha à mão, ou quando o paciente não pode reter medicação ministrada oralmente, os supositórios de aminofilina são por vezes a única indicação possível.

A aminofilina por via intravenosa é às vezes usada para moderar a grave reação constitucional que se segue a dose excessiva no curso do tratamento específico. Em tais casos os minutos não raro são de máxima importância e, se o paciente não reage bem à adrenalina, a aminofilina talvez lhe salve a vida.

INIBIDORES PARASSIMPÁTICOS

Uma droga que inibe a ação do sistema nervoso parassimpático será responsável por dois efeitos principais: redução do efeito dilatador que esse sistema tem sobre os pequenos vasos, e relativo aumento da eficiência do sistema nervoso simpático, que causa a constrição desses pequenos vasos. Teoricamente, tais drogas devem ter valor igual ou até maior no tratamento das condições alérgicas do que as drogas puramente simpaticomiméticas, mas a experiência não confirmou tal suposição.

ATROPINA

É o principal dos produtos purificados extraídos da mortífera planta denominada beladona, representante da família do tabaco e da batata, conhecida cientificamente por Atropa Belladona. Essa droga evita a constrição dos bronquíolos pela inibição da ação do sistema nervoso parassimpático. Não causa, porém, sua dilatação e, embora ajude a aliviar a asma, seu efeito não é tão rápido, prolongado ou completo como o da adrenalina ou da efedrina. A atropina também age sobre a musculatura intestinal evitando o peristaltismo exagerado, que faz parte das manifestações alérgicas do tubo digestivo. A atropina muitas vezes se usa como nebulização ou em aplicação local sob forma de gotas no nariz e nos olhos nas condições alérgicas.

Quando a atropina é usada em combinação com a adrenalina ou a efedrina, a combinação tem ação maior que a de qualquer das drogas isoladamente. Por essa razão muitos industriais preparam cápsulas ou pílulas em que os dois tipos de droga entram ao mesmo tempo.

Desvantagem do uso da atropina é a possibilidade de sobrevir secura da boca, excesso de calor no corpo, perda da perspiração, dilatação das pupilas e obscurecimento da vista, assim como muitos outros efeitos colaterais.

BELADONA

Também derivada da Atropa belladona, é extrato impuro e tem os mesmos efeitos que a atropina. É muitas vezes preferida à atropina porque dela se podem usar maiores quantidades sem os indesejáveis efeitos colaterais. Sendo impura, a beladona é absorvida mais lentamente e por isso o seu efeito local é mais demorado. Com algum êxito se usa sob forma de borrifamento nasal.

HIOSCIAMO

Derivado do Hyoscyamus niger, é utilizado nas mesmas condições e da mesma maneira que a atropina e a beladona. Misturas dessa droga com a beladona, em partes iguais, são especialmente úteis na colite e no exagerado peristaltismo de origem alérgica.

ESTRAMÔNIO

Derivado da planta conhecida pelo nome de estramônio ou, cientificamente, Datura stramonium. O principal uso da droga é no tratamento da asma, tendo sido empregado há décadas como principal agente de muitos pós antiasmáticos. Quando se queima o estramônio, misturado ao salitre, e se inala a fumaça, o paciente de asma severa muitas vezes obtém efeitos salutares. Asmáticos que, por um motivo ou outro, não procuraram socorro médico adequado, relatam muitas vezes ter conseguido viver livres dos acessos por muito tempo graças à mistura acima referida.

Há muitos aspectos indesejáveis no uso do estramônio em pó: o cheiro tudo penetra, o paciente não raro se torna sensibilizado ao pó e reage com asma ainda mais violenta, e a fumaça é irritante e, quando mui continuamente respirada, pode iniciar doenças pulmonares.

Além do estramônio muitos pós antiasmáticos empregam o cubebo, o funcho, o aniz, o timo, a couve dos pântanos (*) o verbasco e muitos outros ingredientes.

O uso geral dos inibidores parassimpáticos no tratamento da asma não é bem recebido pelos especialistas por serem eles menos eficientes e potencialmente mais perigosos do que os outros remédios para a maioria dos pacientes.

HIPNÓTICOS

Estas drogas produzem moderado relaxamento. Os barbituratos são frequentemente empregados para reduzir a irritabilidade e a apreensão que os pacientes manifestam quando das perturbações alérgicas. Usam-se hipnóticos em combinação com qualquer simpaticomiméticas. Esse uso não é geralmente recomendável, pois muitos pacientes alérgicos desenvolvem sensibilidade que pode ser de natureza algo violenta, aos hipnóticos.

O mais útil de todos os hipnóticos, por vezes dramático em seus efeitos, é uma pequena quantidade de éter em óleo, instilada retalmente. Muitos casos de estado asmático grave que deixam de reagir a qualquer outra forma de terapêutica, apresentam completo relaxamento e voltam à respiração normal meia hora após a instilação de várias dezenas de gramas de éter em óleo.

A instilação retal de muitos outros compostos, geralmente derivados barbitúricos, foi também tentada no passado, mas a tendência de muitos pacientes para de-

---

(*) Symplocarpus fetidus (N. do T.)

senvolver acentuada sensibilidade a eles tornou demasiadamente arriscado o seu uso.

NARCÓTICOS

É limitada a utilidade dessas drogas no tratamento da alergia. Definitivamente contraindicada é a morfina e, embora ocasionalmente se possa dar uma pequena quantidade numa desesperada tentativa de aliviar a terrível luta do asmático pelo ar, esse risco é quase uma loucura, pois pode causar morte.

CODEINA

É frequentemente usada, mas não é destituída de perigo. Seu uso mais popular e lógico consiste em aliviar a severa tosse que pode acompanhar a asma ou que pode ser o principal sintoma da bronquite alérgica.

DEMEROL

Narcótico recentemente produzido, tem sido usado com bons resultados em alguns casos de asma ou para aliviar a coceira intratável de certas alergias cutâneas. Pensava-se que a droga não fosse hábito-formadora, quando colocada pela primeira vez no mercado, mas recentemente essa ideia foi invalidada.

COCAÍNA

Usa-se este narcótico muitas vezes em gotas nasais e oculares quando a aplicação tem de ser feita por pouco tempo.

Nenhum narcótico deve ser empregado em condições que imponham seu uso por longo período em vista do risco de formação de hábito. Pode-se assim começar um círculo vicioso que será difícil de quebrar. O alérgico que se tornou viciado em narcóticos sempre conseguirá convencer o médico de sua necessidade da droga, manifestando graves sintomas alérgicos.

ANTIPRURIGINOSOS

Estas drogas são primariamente usadas para aliviar a coceira das alergias cutâneas. Poucas são, infelizmente, as que mantêm seu efeito por um longo período de tempo e sua aplicação é não raro untuosa. Entre os mais comumente empregados citam-se a loção de calomina, com ou sem pequena quantidade de fenol, benzocaína ou outros derivados da cocaína. O paciente alérgico pode desenvolver sensibilidade a essas drogas e, consequentemente, sofrer maior coceira ainda do que inicialmente.

EXPECTORANTES

Em casos de asma é frequentemente necessário dar ao paciente algum remédio que o ajude a trazer para cima o muco que entope seus bronquíolos. O cloreto de amônio e o iodeto de potássio saturado são frequentemente usados. Costuma-se dar o cloreto de amônio sob forma de pílulas ou incorporado em elixires de agradável sabor. O iodeto de potássio é dado sob forma de gotas que se tomam antes das refeições. A ação dessas drogas, entretanto, é incerta; ainda não se conhece um agente de fato capaz de liquefazer o muco.

DROGAS ANTI-HISTAMÍNICAS

Estas drogas, que serão mais completamente discutidas no capítulo seguinte, tem a propriedade de neutralizar a histamina. Esta é libertada quando as células são lesadas, estimulando o sistema nervoso vegetativo e agindo sobre a parede dos pequenos vasos sanguíneos. Esta ação causa dilatação dos pequenos vasos sanguíneos, aumento da porosidade de sua parede, vazamento através desta, inchaço do tecido circundante e sintomas alérgicos. A justificativa teórica do uso de anti-histamínicos está na neutralização da histamina devida à lesão celular e, assim, prevenção dos eventos que acompanham a libertação daquela droga e, portanto, os sintomas alérgicos.

Dos mais eficazes adjuvantes do tratamento específico da alergia, são os anti-histamínicos principalmente usados na urticária, menos na febre do feno e ainda menos na asma.

HORMÔNIOS ESTEROIDES E DERIVADOS

A mais recente aquisição da terapêutica da alergia são os hormônios esteroides. São eles, sem dúvida, os mais poderosos e eficientes de todos os remédios usados na alergia. São úteis em maior variedade de condições alérgicas do que qualquer outra categoria de drogas antialérgicas.

A parte externa da glândula adrenal, conhecida como córtex adrenal, produz numerosos hormônios, entre os quais o adrenocorticoide. Este é geralmente chamado de cortisone. Tanto esta quanto vários outros derivados dela estão sendo atualmente fabricados no laboratório. Vendidos sob diversos nomes comerciais, este hormônio e seus derivados são usados como gotas nasais e oculares, injeções, pastilhas, cremes, loções, e até mesmo pó para aspirar.

Embora sua ação não esteja completamente esclarecida, tem o efeito final de reduzir a porosidade dos pequenos vasos sanguíneos, assim evitando o vazamento através da parede deles. Assim se evita ou reduz o edema ou inchaço da alergia, desaparecendo os sintomas alérgicos.

A outra categoria de hormônios recentemente introduzidos no tratamento da alergia é derivada da glândula pituitária ou hipófise. Esta produz um hormônio que estimula a produção da cortisone pela glândula adrenal. Este hormônio pituitário recebe o nome de hormônio adrenocorticotrópico, ou, abreviadamente, ACTH. Este usa-se em injeção apenas, seja na veia seja no músculo.

MISTURAS DE OXIGÊNIO E HÉLIO

Estes gases são empregados no estado asmático, quando o paciente mostra sinais de falta de oxigênio. A mistura de hélio e oxigênio é a preferível, pois o hélio torna o oxigênio mais facilmente dispensável e absorvível pelo sangue, através do pulmão. Nessa mistura o oxigênio entra na proporção de vinte por cento do total, perfazendo o hélio os oitenta por cento restantes.

AGENTES VÁRIOS

AEROSSÓIS

Aplica-se este termo à finíssima dispersão de um agente medicamentoso por uma corrente de ar, oxigênio ou vapor, que o paciente inala por meio de máscara especialmente construída. Usam-se os aerossóis especialmente no tratamento da bronquite, asma, rinite e sinusite de origem alérgica.

1. Tem-se usado o aerossol de penicilina com duvidosos resultados em casos de asma infectuosa e bronquite. Se na base do processo asmático se encontra uma infec-

ção aguda dos brônquios, e se a infecção é causada por um micróbio sensível à penicilina, os resultados podem ser bons. Mas no tratamento da asma não infectuosa a penicilina não parece ter qualquer indicação. Também são duvidosos os resultados do tratamento pela penicilina de casos de sinusite complicada com infecção. A penicilina vence a infecção, mas pouco fará pela base alérgica da sinusite crônica.

2. Aerossol de aminofilina também se destina a aliviar a asma grave e não reagente.

3. Aerossol detergente. Um dos mais sérios problemas da asma é o acúmulo e o dessecamento de muco nos pequenos tubos brônquicos. Este acúmulo pode conduzir a resultados graves, senão fatais. Infelizmente, poucas drogas se têm revelado úteis na liquefação do muco, destinada a facilitar sua remoção pelo paciente. Recentemente, entretanto, uma solução detergente, há muito usada como aerossol, tem mostrado animadores resultados. O fundamento consiste, aqui, em amolecer e soltar o muco da parede brônquica, permitindo sua expulsão.

4. Aerossol de enzima mucolítico. O mesmo problema foi atacado de uma outra direção. Tem-se usado a tripsina, que é enzima capaz de digerir a proteína, sob forma de aerossol com o objetivo de liquefazer o muco. Embora se tenham referido alguns êxitos com seu emprego, ela própria costuma causar grave bronquite em vista de seu efeito irritante sobre o revestimento mucoso dos brônquios.

5. Aplicadores especiais de aerossol. A norisodrine é uma droga que age de maneira semelhante à adrenalina. Um fabricante preparou-a e vendeu-a em pequenos frascos de matéria plástica que o paciente pode usar de maneira inconspícua, aspirando de dentro deles a droga

em pó. Geralmente bastam alguns borrifos para controlar a sensação de enchimento do peito ou um ataque de asma. Parente próximo dessa droga é o isuprel, que é vendido em aplicadores muito práticos, que contêm a droga liquida.

MEDIDAS DE SUPORTE

Suplementos nutritivos frequentemente ajudam o tratamento específico, embora não tenham efeito sobre a condição alérgica.

1. Vitaminas têm sua indicação no tratamento da alergia quando a dieta do paciente é tão deficitária em vitaminas que estas precisem ser adicionadas para evitar doença.

2. Aminoácidos. São às vezes necessários para aumentar o alimento de um paciente que se encontre em dieta de tal modo pobre que não lhe assegure os elementos proteicos básicos. Se, além disso, o paciente manifesta múltiplas sensibilidades, talvez não seja possível ministrar-lhe os substitutivos adequados. Em tais casos os aminoácidos, que são os elementos formadores de todas as proteínas, podem ser ministrados ao paciente, para assegurar-lhe proteína suficiente. Há várias marcas de produtos que consistem em misturas de aminoácidos. São dados com a comida e costumam ser agradavelmente condimentados, para que se torne mais fácil tomá-los. São ainda usados os aminoácidos nos casos de alergia intestinal em que o alimento, apesar de adequadamente dado, é rapidamente eliminado. Em tais casos os aminoácidos podem ser dados pela boca ou pela veia.

3. A saúde geral do paciente deve ser mantida por todas as medidas indicadas, como correção de anemia, controle de peso, higiene geral.

VENÇA A ALERGIA

DISPOSITIVOS MECÂNICOS

Como um dos importantes aspectos da luta contra a alergia tem por fim evitar os agentes ofensores, muitos dispositivos mecânicos se inventaram para afastar esses agentes do ambiente do alérgico. A maioria deles é imaginada para condições alérgicas em que o ofensor é um inalante e é ubíquo, situações em que é difícil e até impossível evitar inteiramente o ofensor.

Há numerosos tipos de máscaras para a mulher sensível ao pó que necessita de fazer a limpeza doméstica. Outras máscaras existem, mais complicadas, para certas ocupações específicas em que o paciente se acha sujeito a grande concentração de um componente atmosférico a que seja alérgico.

FILTROS NASAIS

São úteis a muitos pacientes com febre do feno. São construídos de tal modo que, salvo pequena ponte metálica que cruza a base do nariz, não são discerníveis quando se acham colocados.

FILTROS DE RESPIRADOUROS

São filtros de papel, pano ou fibra para colocar em respiradouros ou janelas abertas que filtram as partículas grandes, como poeira do ar que entra a casa. Para funcionamento eficiente devem manter-se úmidos e ser substituídos com frequência.

LUVAS

Luvas protetoras são às vezes úteis para os que têm dermatite alérgica. Hoje elas costumam ser forradas de algodão e recobertas de borracha de látex, cirúrgica, para maior mobilidade. O uso dessas luvas deve ser acompanhado de talcos simples, para absorver a perspiração das mãos. Se assim não se fizer, a perspiração pode agravar a dermatite já presente. Além disso, tais luvas costumam ser fabricadas com pulseiras acima do pulso, para evitar que os líquidos se infiltrem entre elas e as mãos.

MÁQUINAS CONDICIONADORAS DE AR

São usadas, pelos pacientes que podem fazê-lo, para filtrar o ar, de modo que este fique tão isento como possível de polens e poeira. O condicionamento do ar é excelente adjuvante do tratamento, mas é um problema para os que têm de estar dentro e fora de casa, ou do local de trabalho, muitas vezes por dia. Em tal caso, em vista da mudança de temperatura, a máquina é mais perigosa do que útil. É de grande vantagem o uso de máquina condicionadora de ar à noite, quando o paciente está na cama.

PRECIPITADORES

Estas máquinas realmente precipitam as partículas do ar e são construídas segundo princípio completamente diverso do que serve de base aos condicionadores. O precipitador funciona eletronicamente. Como todas as partículas do ar, desde as maiores, como as de pó, até as submicroscópicas, como os vírus, que medem menos de um décimo de milésimo de milímetro, têm carga elétrica, seja positiva seja negativa, podem ser elas atraídas por uma carga oposta. É o que faz o precipitador. Geralmente ele consiste numa grade eletrônica de área suficientemente grande para retirar do ar que por ela

VENÇA A ALERGIA

passa, mediante a ação de um exaustor, todas as partículas em pouco tempo. Fabricam-se tais precipitadores para colocá-los dentro dos sistemas de encanamento dos aparelhos de aquecimento e condicionamento da casa. Também se fabricam como unidades portáteis que podem ser facilmente carregadas de um cômodo para outro. São eficientes dentro de casa, quer as janelas estejam abertas, quer fechadas. Elas não resfriam o ar.

ASPIRADORES DE VÁCUO

Todos os aspiradores de vácuo atualmente em uso costumam lançar seu pó em recipientes que são mecanicamente embrulhados e assim reduzem grandemente o contato da pessoa com o pó ao esvaziá-los. Há um tipo, entretanto, que pode ser mais benéfico que os outros: é o que retira o pó por meio de água. Quando se esvazia a máquina, derrama-se fora a água, agora suja de poeira, como lama. Dessa maneira não há praticamente contato com o pó.

FRONHAS IMPERMEÁVEIS

Para as pessoas sensíveis a penas, são úteis as fronhas impermeáveis. Recentemente se têm feito travesseiros com flocos de borracha e fibra de vidro. Estes últimos são talvez mais eficientes do que as fronhas impermeáveis.

OUTROS RECURSOS

Há no mercado diversos produtos químicos que se unem com as fibras dos tecidos e evitam em grande parte sua deterioração e, assim, a formação de pó. Quando usados em todos os tecidos dentro de casa, reduzem eles grandemente o teor de poeira da atmosfera, o que é fator de considerável utilidade para o indivíduo alérgico especialmente a poeiras.

Numerosos sucedâneos encontram-se no mercado, para os alérgicos. Entre os mais bem conhecidos citam--se alimentos hipoalergizantes, para crianças, cosméticos hipoalergênicos, detergentes para as pessoas sensíveis a sabão. Todos esses produtos têm seu lugar no tratamento da alergia após a descoberta do elemento alergênico específico em cada caso e aplicação do tratamento específico indicado.

Capítulo 17

"Curas"

O EMPREGO da palavra «cura» em conexão com a alergia é errôneo, embora o paciente cujos sintomas foram inteiramente e talvez até permanentemente aliviados, possa considerar equivalentes a uma cura os resultados de seu tratamento. Na realidade a alergia em si mesma nunca é removida, pois para tanto seria necessária uma alteração da reação fisiológica básica, a resposta excessiva das células dos tecidos a certos tipos de estímulos alérgicos na reação alérgica. Uma vez alteradas as células a ponto de produzir essa reação qualitativamente normal, porém excessiva, não podem elas ser alteradas novamente, para reagirem de maneira quantitativamente normal quando em presença de ofensores alérgicos.

Permanece sem resposta a questão de saber por que a alteração do tecido celular produz alergia. O excesso de reatividade é provavelmente relacionado com a volatilidade do padrão de energia celular, mas esta suposição não explica a origem do fenômeno. Nas atopias temos, oculta por trás, a palavra «hereditariedade», mas

VENÇA A ALERGIA

quando perguntamos o que é que se herda, apenas podemos responder que é a capacidade de reagir de maneira inusitada. Para as condições alérgicas diversas da atopia a medicina nem sequer dispõe de uma explicação vocabular. Até que tenhamos melhor compreensão da relação entre alteração celular e reatividade exagerada, a alergia tem de continuar a ser encarada simplesmente como parte da reação geral do corpo à doença, reação que não pode ser «curada», tanto quanto a cor dos olhos, a digestão dos alimentos ou qualquer outra faceta normalmente aceita do organismo humano.

Apesar dos óbvios obstáculos para curar a alergia, têm-se proclamado e apresentado ao público as chamadas curas, na maioria em perfeita boa-fé, mas com excesso de entusiasmo, desde que começaram os estudos das manifestações alérgicas.

O fracasso das primitivas «curas» pode ser desculpado hoje, em vista da falta de conhecimento daqueles tempos. Na primeira década deste século, quando a alergia não passava de um pequeno.

acidente no campo da imunologia, venderam-se no comércio dois remédios para a febre do feno. Um, denominado polantina e preparado com o soro de animais injetados com pólen, baseava-se na crença de que o pólen excretasse uma substância semelhante a toxina e que o soro resultante fosse por isso semelhante a uma antitoxina. A «antitoxina» deveria, pois, ser tão eficaz em casos de alergia como a antitoxina diftérica no caso da difteria, prevenindo e curando. Numa época em que quase todos raciocinavam em termos de imunologia, tal ponto de vista, embora falaz, era compreensível. A evidente falácia está em que o pólen não produz toxina alguma — se o fizesse, quase todas as pessoas que entrassem em contato com ele sofreriam de febre do feno e por isso não pode estimular a produção de antitoxina pelo animal de laboratório.

O remédio que apareceu quase simultaneamente com a polantina, foi o graminal, que diferia do primeiro por ser produzido a partir do soro de bovinos alimentados com ração que continha grande quantidade de pólen.

Os «remédios» que apareceram nos anos seguintes acompanharam a direção do desenvolvimento médico.

Quando surgiram as vitaminas, apareceu uma cura vitamínica para todas as alergias; quando do retorno à quimioterapia, encontraram-se agentes químicos para tratar as alergias. Recentemente se sugeriu o emprego da psicoterapia para tratamento de alergias de qualquer tipo.

Sais de cálcio, por via oral ou por injeção, foram utilizados numa certa época porque se imaginava que eles não apenas aliviassem o acesso alérgico, mas também curassem a própria condição alérgica. A base desse pensamento, que mais tarde se demonstrou falsa, estava em trabalhos experimentais que indicavam ter o paciente alérgico menor teor de cálcio sanguíneo que o normal.

Tentaram-se curas pelo uso de grandes doses de cloreto de potássio, na suposição de que a fração potássica agisse de maneira muito semelhante à adrenalina, embora com ação mais prolongada. Se se conseguisse induzir o alérgico a manter maior quantidade de potássio em seu equilíbrio metabólico, os sintomas deixariam de aparecer e a alergia ficaria «curada», mas essa teoria caiu, como as outras, em face da experiência.

A esperança seguinte do alérgico fixou-se nas grandes doses de vitamina C, o elemento ativo que previne o escorbuto, moléstia em que os pequenos vasos sanguíneos deixam vasar o sangue. Se a deficiência de vitamina C aumenta a porosidade vascular de tal modo que o sangue vasa pela parede dos vasos, então, pensaram os cientistas médicos, um excesso da mesma vitamina evitaria a porosidade em qualquer circunstância e assim quebraria a cadeia alérgica nesse ponto. Mais uma vez, porém, a busca de um remédio contra a alergia deu em nada.

Em 1940 apareceu um preparado mágico anunciado como metabolina do bacilo coli. O bacilo coli, habitante comum do intestino grosso, foi cultivado em meios especiais, onde produz certos produtos metabólicos. Depois de separados os bacilos do meio de cultura, purificou-se esse meio, que continha os produtos metabólicos do coli. Quando se alegou que com doze injeções de metabolina seria possível curar todas as alergias, venderam-se inúmeros frascos desse produto em todo o país, mas não se obteve alívio em nenhuma das alergias tratadas com o remédio, que afinai desapareceu do mercado, substituído por outros.

Desde os tempos de Sir Thomas Lewis e da descoberta da substância H, ou histamina, muitas pesquisas se efetuaram com o objetivo de produzir alguma droga que neutralizasse esta substância intermediária produzida na cadeia de eventos que conduzem aos sintomas alérgicos. Sustentava-se que, se se produzisse uma tal substância química, a cadeia de eventos poderia ser interrompida com êxito, deixando então de aparecer os sintomas alérgicos.

Logo no começo a própria histamina foi empregada como possível remédio no tratamento de quase todas as condições alérgicas. Da mesma forma que se usam extratos de pólen, também se empregaram injeções de mínimas quantidades de histamina, gradualmente aumentadas com intervalos regulares, com o objetivo de aumentar a tolerância do paciente à histamina. Esse aumento de tolerância evitaria os sintomas no alérgico quando a histamina aumentasse em sua corrente sanguínea, após lesão celular. O tratamento pela histamina teve limitado êxito. Não proporcionava «cura» alguma, embora desse alívio, até certo ponto, em alguns casos. As injeções de histamina são muito usadas ainda hoje, quando não se dispõe de nenhum outro recurso.

Pouco depois do começo do tratamento pela histamina, desenvolveu-se uma anti-histamina que se revelou capaz de neutralizar a histamina em tubo de ensaio. A histaminase, vendida por uma empresa farmacêutica sob o nome de torantil, era dada em pílulas ou como injeção. As esperanças de cura foram, entretanto, desfeitas quando se demonstrou sem sombra de dúvida que o que ocorria no tubo de ensaio não se repetia no organismo humano.

Dessa promissora partida experimental, a pesquisa sobre drogas anti-histamínicas tomou duas direções, a imunológica e a puramente química. No começo da terceira década deste século os pesquisadores que seguiram a direção imunológica, mostraram que drogas químicas simples podiam unir-se a proteínas não específicas, produzindo combinação chamada proteína-droga. Quando injetada essa combinação em animais, formava-se anticorpos contra a droga, mas não contra a proteína. O passo seguinte consistiu em unir a proteína não especifica com a histamina, esperando-se que assim se estimulasse a produção de anticorpos contra a histamina. A histamina combinada, vendida sob o nome de hapamina, foi utilizada no tratamento da alergia, na crença de que a substância produziria no ser humano o mesmo efeito que no animal de laboratório. A cura seria imunológica, resultante da neutralização do excesso de histamina pelos anticorpos histamínicos formados mediante o estímulo das células pela hapamina.

Logo nos primeiros tempos de uso, alegou-se que o tratamento pela hapamina curava qualquer manifestação alérgica, mas o tempo revelou que isto não passava de uma ilusão do entusiasmo e não de um fato científico, pois os pacientes em verdade não se curavam de suas alergias. E ao fim de muitos trabalhos em torno da hapamina chegou-se até a duvidar de que se formassem sequer anticorpos contra a histamina. Admite-se atualmente que se formassem anticorpos contra a proteína da combinação, não sendo específicas as reações obtidas a partir dessa substância ligada.

As pesquisas no campo da química, que partiram do torantil ou histaminase, foram, de um modo geral, muito mais frutíferas do que a pesquisa no campo imunológico. Descobriu-se que duas drogas, o benadril e a piribenzamina, desenvolvidas em 1946 por diferentes fábricas, tinham poder neutralizador muitas centenas de vezes maior do que o torantil e eram usadas com êxito por muitos pacientes alérgicos. Desde então entraram no mercado mais de uma dúzia de preparados semelhantes, cujos efeitos são aproximadamente iguais aos dos dois primeiros citados.

Em 1946 o benadril e a piribenzamina foram apresentados ao público como «curas» numa campanha publicitária que atingiu todo o país, através de jornais e revistas. A brilhante linguagem em que eram essas drogas descritas deu esperança a muitos pacientes, que da noite para o dia abandonaram o tratamento padrão comprovado, para esvaziar as prateleiras das farmácias, em busca dos novos ««remédios»». Somente agora, após anos de experiência com elas, é que se pode avaliar a eficiência dos anti-histamínicos.

Os anti-histamínicos são valiosa contribuição ao arsenal do tratamento alérgico. Não são remédios, não são absolutamente panacéias, mas dão alivio mais rápido e prolongado do que quaisquer outras drogas atualmente em uso quando administradas em condições adequadas.

A eficácia dos anti-histamínicos no alívio dos sintomas alérgicos reside em seu poder de neutralizar a histamina e só permanece enquanto a droga se acha presente. Quando se observam sinais colaterais indesejáveis de náusea, tontura, sonolência, estupor, calafrios, deve seu uso ser suspenso.

Essas drogas agem quimicamente neutralizando o excesso de histamina, mas não têm poder de prevenir a lesão celular que a produz. Os anti-histamínicos, usados isoladamente no tratamento das condições alérgicas, resultam simplesmente no alívio dos sintomas. Não podem, pois, ter o nome de «curas», não passando na realidade de drogas de alívio sintomático, como a efedrina e a adrenalina.

O tratamento de grande proporção de pacientes com febre do feno por meio de anti-histamínicos, exclusivamente, produziu bons resultados, de maneira geral, mas também acarretou efeitos colaterais dignos de nota. Cerca de sessenta a oitenta por cento dos casos de febre do feno, quando não tratados, transformam-se em casos de asma. Se aquelas duas drogas realmente curassem, ou fossem ao menos equivalentes ao tratamento padrão, pouca probabilidade haveria de espalhamento da sensibilização do nariz aos bronquíolos. Mas muitos pacientes tratados com anti-histamínicos tendem para desenvolver sinais de bronquite ou asma ao fim da estação da febre do feno, indicando que não devemos fiar-nos nelas como tratamento exclusivo, mas tão somente como tratamento combinado com o comumente utilizado, ou tratamento padrão, que protege a célula de nova lesão e assim evita a difusão da sensibilização e outros tecidos.

Nos primeiros momentos do tratamento padrão a intensidade da proteção celular talvez não baste para evitar a propagação da sensibilização, e é nesse momento que as drogas anti-histamínicas têm valor. Também são valiosas em presença de sintomas súbitos e graves que podem surgir por algum abuso dietético ou ambiental ou por excesso de dose durante o tratamento. Mas nunca é razoável usar essas drogas como meio único de tratamento, nem esperar que elas realizam a cura das condições alérgicas.

Os esteróides, embora tão eficientes, não podem ser usados como único tratamento. Os efeitos colaterais, especialmente quando do uso prolongado dessas drogas, podem ser muito graves e causar séria dificuldade ao paciente.

Apesar da temporária aceitação de muitas outras drogas além das referidas, nada até hoje se encontrou capaz de manter a reatividade da célula sensibilizada dentro dos limites normais, e por isso não se pode afirmar que exista cura para a alergia, atualmente. Pelo que se sabe, parece improvável que se encontre uma droga única, ou uma substância ou meio único que resolva por si só o problema da alergia. Mais provável é que a solução surja de um sistema inteiramente novo e de uma atitude completamente reorientada em relação à medicina como um todo. Enquanto isto, porém, continua ativamente a pesquisa em hospitais, laboratórios, gabinetes, e a esperança está sempre presente.

Capítulo 18

Indústria e alergia

PODEMOS CONSIDERAR a evolução social, geralmente, em termos de progresso tecnológico e relação interpessoal cada vez mais complexa. Esses dois vetores principais da sociedade encontram-se em relação dinâmica, por vezes paralelos, por vezes antitéticos, de modo que qualquer alteração não produz efeitos definidos no outro e, portanto, na sociedade como um todo.

Um rápido exame da tecnologia, representada pelos produtos da indústria, mostrará que a conquista da natureza física acarreta crescente certeza e facilidade de vida e ao mesmo tempo maior perigo, incômodo e invalidez para alguns indivíduos.

O indivíduo numa sociedade industrial entra em contato constante com uma legião de materiais de todas as partes do mundo, das profundezas dos mares, das entranhas da terra. Chama-se progresso ao processo de arrancar os frutos ocultos da natureza e utilizá-los para o cotidiano viver do homem, e é fora de dúvida que ele tornou a vida mais fácil. Mas o contato com os produtos do progresso, materiais estranhos ao homem em seu meio primitivo, propiciou aumento de manifestações alérgicas. Acredita-se que o grau da civilização humana foi ampliado por uma maior variedade de materiais em seu meio cotidiano, mas com cada novo material surge mais perigo de o homem desenvolver alergias aos próprios produtos que refletem sua civilização. Não é, pois, incorreto falar das manifestações alérgicas como sintomas da civilização.

Esses materiais estranhos ao estado nativo do homem tornaram-se parte tão reconhecida da vida diária, que a pessoa comum lhes esqueceu a origem. Os produtos de uso íntimo diário são feitos de matéria prima desconhecida ou oculta sob nomes novos e artificiais que indicam o uso, mas raramente a origem, ou a composição dos produtos. As estruturas em que vivemos e trabalhamos, as roupas que usamos, os alimentos que ingerimos, os materiais de nossa recreação, tudo isso e muito mais vem a nossas cidades de pontos distantes, e muitas vezes ficamos surpresos ao aprendermos suas fontes e sua constituição.

Neste estudo não pretendemos arrolar todos os artigos de uso diário que causam sintomas alérgicos, mas podemos tocar em alguns dos mais pertinentes e óbvios ofensores encontradiços dentro e em torno do lar americano médio.

EQUIPAMENTO DOMÉSTICO

As *armações de madeira* das mobílias estofadas podem ser feitas de qualquer das muitas variedades de madeira, como pinho, imbuia, mogno, nogueira, bordo, etc. Essas madeiras raramente são causa direta de manifestações alérgicas, mas a cola de peixe utilizada para unir as várias peças da armação pode ser causa não infrequente de sintomas. A cola de peixe é feita de cabeça, ossos, pele e outras partes de peixes como bacalhau, eglefim, etc.

A *crinolina*, usada para forrar a armação, é tecida a partir de crina e cauda de cavalo.

O *recheio* utilizado no estofamento é feito de algodão, lã de carneiro, pelo de cavalo, porco, cabra, vaca, coelho ou gato, paina ou qualquer combinação destes produtos.

Os *tecidos de revestimento* podem ser «mohair», veludos de Utrecht, feitos de pelo de cabra; imitação de «mohair», astracã e muitos outros tecidos de lã de carneiro; tecidos feitos de lã e pelo de vaca; panos feitos de algodão.

Os *tapetes* são feitos de lã de carneiro, pelo de vaca, cabra, coelho, cavalo, camelo ou gato.

As *cortinas* são feitas com o material usado nos tapetes e, além disso, podem ser feitas de seda e algodão.

O *enchimento dos tapetes* é geralmente feito de pelo de vaca.

Os *travesseiros e colchões* são estofados com penas de pato, marreco, ganso ou galinha, ou então com algodão, paina, ou ainda pelo de cavalo, coelho, cabra, porco.

Os *refrigeradores e radiadores* são isolados e acondicionados com pelos de porco, cabra, vaca, ou com lã de carneiro.

Os *utensílios plásticos*, as peças decorativas e os telefones são feitos de resinas sintéticas em várias combinações e são por vezes responsáveis por alergias cutâneas.

Os *vernizes e esmaltes* empregados na mobília são feitos de resinas naturais, que são exsudações de diferentes espécies de plantas, na maioria indígenas de regiões distantes, como Formosa, China e Japão.

Os *inseticidas* frequentemente contêm certos timbós, cujo princípio ativo é a rotenona. Um desses timbós mais usados nos Estados Unidos é chamada derris root, raiz de um arbusto tropical levado, para os Estados Unidos, da Austrália, de partes da Europa e da América tropical. Os inseticidas também podem conter o piretro, extraído de uma planta da família dos crisântemos, muito próxima da tasneira.

Os *livros, as revistas e os jornais* contêm poderosos agentes ofensivos na tinta de impressão fresca, nos corantes empregados na secção de rotogravura, na cola e nos agentes encorpadores do próprio papel.

A *roupa de cama*, recém-lavada e passada, contém resíduo de amido.

A *pintura das paredes* (ofensiva quando recém-aplicada) contém óleo de linhaça.

A *poeira doméstica* é produto de desintegração de todos os constituintes da casa e não deve ser confundida com o pó e a areia que vêm de fora. Acha-se presente em todas as casas e sua quantidade varia com o cuidado que se dá ao lar. Não existe, porém, casa alguma, por mais cuidada, em que não se encontre poeira. As coisas pendentes das paredes e todas as projeções destas, como os parapeitos e as guarnições das janelas, coletam poeira com máxima facilidade, mas também se encontra ela em todo tecido grosseiro, como o dos tapetes e dos estofamentos pesados, nos livros, nas revistas e nas estantes.

ARTIGOS DE USO PESSOAL

As *cerdas das escovas de dente* são feitas de nylon, plástico ou pelo de vaca, porco ou cavalo.

Os *pós dentifrícios* e as pastas da mesma natureza contêm muitos ingredientes, cujo principal agente ofensivo é a raiz de várias espécies de lírios do gênero Iris. A raiz do lírio florentino é importada para os Estados Unidos das costas setentrionais do Mediterrâneo e outras partes da Europa.

Os *sabões* contêm quatro partes principais como possíveis ofensores: *óleos* de oliva, semente de colza, mostarda, coco ou mamona; *perfumes* feitos de óleo de anis, bergamota, amêndoas amargas, cananga, alcaravia, canela, citronela, cravo, gerânio, alfazema, hortelã-pimenta, safrol, alecrim, sassafrás, flor de laranjeira, terpenol ou tomilho; *desinfetantes*, como fenol, cresol, timol, beta--naftol; *corantes* como eosina, fucsina, cinábrio, orange, erioflavina, amarelo de metanila, orange II, verde ultramarino, verde maio, erioverde ou verde sabão. Outros ingredientes dos sabões são a glicerina, o açúcar e o álcool.

As *bonecas e os animais de brinquedo* podem ser feitos de cola de peixe, vários corantes, madeira, gesso, pelo de vaca, cavalo, coelho, cabra, gato, cão ou carneiro.

ALIMENTOS COMPOSTOS E SEUS CONSTITUINTES

As *farinhas para panqueca* contêm trigo, milho, arroz, farinha de centeio, açúcar, leite, sal e bicarbonato de sódio.

Os *fermentos* contêm bicarbonato de sódio, amido de milho, frequentemente ovos, ácido fosfórico, sulfato de alumínio e ácido tartárico.

Os *sucos de carne preparados* contêm suco de carne e clara de ovo.

As *cervejas* e bebidas semelhantes costumam ser feitas de lúpulo e grão de malte de cevada, às vezes de trigo, centeio, arroz, aveia e milho.

O *salame* contém carne de vaca, vitela, porco e condimentos.

A *sopa de tomate em lata* contém tomate, manteiga, cebola, açúcar, farinha e condimentos.

«*Catchup*» é feito de tomates, cebolas, condimentos, vinagre, açúcar, nozes verdes, pirão espesso de ostras e outros animais do mar.

A *goma de mascar* contém chicle (látex do sapotizeiro.)

A «*Coca-Cola*» contém cafeína, caramelo, glicerina, suco de lima, ácido fosfórico, noz de cola e óleos essenciais de canela, coentro, limão, neróli, noz moscada e laranja doce.

O *óleo de cozinha* contém óleo de semente de algodão.

Os *flocos de milho* contêm milho, extrato de malte, açúcar e sal.

O *molho de creme* é feito de molho branco e ovos.

«*Farina*» contém trigo.

Molho francês é feito de óleo de oliva, sal, pimenta, vinagre e condimentos.

Gelatina é feita de carne de vaca, vitela ou pele de porco.

Gin contém espírito destilado de trigo, cevada, malte, centeio ou milho. Podem ajuntar-se alguns dos seguintes extratos: anis, alcaravia, cardamomo, zimbro, canela, cravo, coentro, funcho, cálamo, alcaçuz, casca de limão, raiz de lírio florentino, abrunho, noz moscada, casca de laranja.

«*Ginger ale*» contém gengibre, suco de limão e pimenta de Caiena.

«Grape nuts» são feitos de trigo, cevada, malte, sal e lêvedo.

«Hollandaise» é feita de ovos, manteiga e suco de limão.

Sorvete é feito de ovo, leite e aromatizante. Nos sorvetes baratos encontra-se amido em lugar dos ovos.

Gelados (ices) contêm frutas, ovo e aromatizante.

«Jell-O» é feito de gelatina.

«Junket» contém leite, fermento lab, baunilha, canela ou noz moscada.

Salsicha de fígado contém carne de porco, cebolas e pistache.

O Macarrão é feito de trigo e leite.

Macaroons são feitos de farinha de amêndoas, coco, clara de ovo e açúcar.

Leite maltado é feito de malte de cevada, farinha de trigo e leite integral.

Maionese contém óleo de oliva ou vegetal, de um modo geral, ovos, vinagre c condimentos.

«Mellin's Food» contém farinha de trigo e farelo, malte de cevada e bicarbonato de sódio.

Merengue é feito de ovos, limão e açúcar.

Talharim contém trigo e ovos.

Oleomargarina contém gordura de vaca, gordura de porco e óleo de semente de algodão.

O óleo de oliva é frequentemente adulterado com óleo de semente de algodão ou óleo de milho.

«Pablum» contém farinha de trigo, farinha de aveia, lêvedo, osso de boi, ferro, sal e alfafa.

«*Post Toasties*» são feitos de grãos de milho sem casca, sal e açúcar.

«*Postum*» contém farelo de trigo, trigo e melaço

Raspas de batata frita contêm óleo de semente de algodão.

«*Pumpernickel*» é feito de centeio (farinha), farinha alvejada, malte, sal e caramelo.

«*Root beer*» contém casca de raízes e ervas, óleos essenciais e lêvedo.

Rum é destilado com açúcar de cana.

Espaguete é feito de trigo e leite.

Molho tártaro contém maionese, azeitonas, pepinos e picles, além de alcaparra.

O *atum, enlatado*, é acondicionado com óleo de semente de algodão.

O *vinagre* é feito de maçãs, uvas, malte, melaço e xarope de milho.

O *pão branco* contém farinha de trigo, açúcar, sal, lêvedo, malte, ovos, óleo vegetal e manteiga.

Os *vinhos* são feitos do produto de fermentação de frutas, geralmente uvas. Adiciona-se frequentemente clara de ovo.

O *molho de Worcestershire* é feito de soja, vinagre, lima, cebola, tamarindo, alho, peixe, chili vermelho e condimentos.

VESTUÁRIO

Os *chapéus de feltro* são na grande maioria das vezes feitos de pele de coelho, mas também se podem empregar pele de lebre, rato almiscarado, nútria e castor. As peles de coelho são importadas, pelos Estados Unidos, da Austrália, Rússia, França, Inglaterra e Polônia. Chapéus mais baratos fazem-se com pele de cavalo ou vaca, assim como com lã de carneiro. O couro da carneira é geralmente de boi.

Usa-se cola para prender a carneira.

Para tingir o chapéu empregam-se tintas de várias origens. Os chapéus femininos são, além disso, enfeitados com penas de galinha, marreco, peru, faisão, garça, ave do paraíso, beija-flor, ema, avestruz. Alguns desses materiais vêm da América do Sul, África do Sul e Ásia.

Os *ternos e os costumes* são feitos de lã de carneiro, pelo de cabra, pelo de cavalo, algodão, seda, rayon. Muitos dos tecidos vendidos com nomes especiais, como astracã, cashmere, chinchila, crepelle, doeskin, flanela, gabardina, mackinaw, poplin, tweed, suede, tricotine, etc., são feitos de lã.

A *roupa de baixo*, inclusive cachecóis, meias e gravatas, é feita de seda, nylon, algodão ou rayon, ou de tecidos de lã de carneiro, ou pelo de coelho ou cabra.

O *revestimento das luvas* é feito de pelo de cão ou gato, ou de coelho, ou de lã de carneiro.

O *calçado* é feito de couro de vaca, cavalo, porco, jacaré, serpente e veados. Na manufatura do calçado tomam parte agentes alvejantes, corantes, de curtimento e de preparo em geral.

Os *abrigos de pele* são feitos de pele de quase todas as variedades de animais conhecidos. Frequentemente se colocam no mercado peles de imitação, com nomes que disfarçam a origem. A pele de coelho é usada para imitar castor, raposa, nutria, esquilo, foca, etc. Muitas peles baratas são alteradas para que pareçam produtos mais

VENÇA A ALERGIA

caros. A foca de Hudson é na verdade rato almiscarado, ao passo que a lebre, o coelho, a marta, a marmota, a doninha, a lontra frequentemente mascaram a zibelina.

Os *artigos de couro* (cintos, pulseiras etc.) ofendem indiretamente por meio do corante e da cola de peixe usada para união das peças.

COSMÉTICOS MASCULINOS E FEMININOS

Os *perfumes* são de três variedades, segundo a fonte do cheiro: óleos essenciais de origem vegetal, obtidos de muitas fontes, algumas das quais são a canela, o cravo, o jacinto, o heliotrópio, o jasmim, o junquilho, a rosa, a violeta, o rosmaninho, o gerânio e as flores de tolu; os óleos essenciais de origem animal, obtidos do âmbar cinzento (do intestino do cachalote), do almíscar (secreção do veado almiscareiro), da secreção odorífera do gato de algália, da secreção do castor; óleos sintéticos essenciais, feitos de numerosos agentes químicos.

Tinturas, tônicos e limpadores de cabelo, preparados com corantes de anilina, sal metálico e pirogalol. Os corantes vegetais abrangem a raiz do ruibarbo, folha de índigo e flores de camomila. A hena, fonte comum de dificuldades, é derivada de um alfenciro egípcio, que cresce em Yejd, Kerman. A hena usa-se geralmente sob forma sintética. As rinçagens para cabelo contêm extrato de noz de galha, hena, camomila, salva, nogueira.

As *soluções para ondulação permanente* contêm acácia, goma de caraia (substituto do tragacanto), lanolina, óleo de linhaça, goma de semente de marmelo, e cera em várias combinações.

Os *depilatórios e desodorantes* contêm ceras, adstringentes e irritantes.

Os pós faciais, os cremes, os alvejadores e os tônicos contêm raiz de lírio florentino, pó de arroz, talco, perfumes, assim como muitas substâncias diretamente nocivas.

O rouge é feito de talco, amido, matéria corante e acácia ou tragacanto.

O batom contém óleo de rícino, manteiga de cacau, cera de abelhas, gordura, matéria corante e perfume.

Os preparados para unhas encerram acetona, esmaltes, resinas sintéticas e matéria corante.

O rápido levantamento que acabamos de fazer, dos aspectos mais comuns de nosso ambiente diário, indica a grande variedade e as amplas fontes de matéria prima que contribuem para os produtos finais. Quando se aumenta o contato com os materiais, como ocorre nos processos de fabricação de que eles participam, as manifestações alérgicas a eles ligadas tornam-se ainda mais graves e frequentes do que pelo simples contato com os produtos finais. Um trabalhador em íntimo contato com certos materiais pode desenvolver alergias a eles, enquanto o cidadão comum usa o mesmo material sem sensibilização.

Os peleiros frequentemente se mostram alérgicos aos corantes e misturadores usados na manufatura dos artigos de pele, aos vários pós de madeira empregados na preparação preliminar das peles, aos inseticidas utilizados em sua preservação e, menos frequentemente, ao próprio pelo do animal. O florista ou horticultor pode ficar sensibilizado ao pólen de plantas exóticas ou a seus sucos e sua seiva. Os marceneiros podem sensibilizar-se a pós de madeira, o mesmo acontecendo com carpinteiros e outros artesãos que trabalham com madeiras. Os fabricantes de botões de madrepérola têm-se mostrado sensíveis ao pó da madrepérola ou nácar.

VENÇA A ALERGIA

Os chapeleiros são comumente sensíveis a feltros e ao mercúrio usados na manufatura de chapéus. Os padeiros não raros desenvolvem alergia da árvore respiratória ou da pele em consequência das várias farinhas que empregam. O trigo, o centeio, a farinha de milho muito frequentemente causam asma nos padeiros, como inalantes. Os ovos, os corantes vegetais e muitos outros materiais usados pelos padeiros podem causar perturbações cutâneas. Os profissionais dos salões de beleza manifestam perturbações alérgicas em vista dos materiais usados em ondulações permanentes, xampus, tinturas comuns e agentes encontradiços nessas tinturas, como goma de caraia, hena, perafenilenodiamina.

É problema espalhado na indústria a moléstia cutânea profissional. Existem milhares de agentes que desempenham importante papel na sensibilização do trabalhador. Tão grande é esse aspecto particular da alergia profissional, que já se escreveram muitos volumes exclusivamente a tal respeito.

Muitos materiais necessários em vários processos de manufatura não se acham presentes no produto acabado, e por isso não constituem perigo a quem usa este último. Mas a sensibilização a todo material usado na manufatura de determinados artigos é um perigo sempre presente para o operário que com eles lida. O operário que trabalha em qualquer indústria especial acha-se sujeito ao contato com muitos materiais potencialmente alérgicos, além daqueles que encontra em casa, sendo a alergia profissional causa frequente de invalidez.

Capítulo 19

Controle

OS SINTOMAS ALÉRGICOS são o resultado da exagerada reação do corpo ao mundo, em seu esforço natural para dominar com êxito cada fase do meio. O resultado dessa reação excessivamente vigorosa é um desequilíbrio que se exprime em manifestações desnecessárias. A intensidade desse constante processo básico de dominar o meio varia com o indivíduo; existem pessoas que manifestam sintomas alérgicos na presença dos componentes comuns do meio e outras que só mostram sintomas em contato prolongado com os elementos extraordinários, raros ou inusitados de seu ambiente. **Em condições adequadas, toda pessoa pode ter sintomas alérgicos.**

O desenvolvimento histórico do conceito de alergia leva-o de um estreito ramal da imunologia a uma resposta fisiológica básica do organismo ao mundo em geral. O conceito original enquadrava-se no recém-descoberto mecanismo antígeno-anticorpo e evolveu dentro desses limites à medida que se lhe ajuntaram novos conhecimentos. Em todos os momentos o conceito de alergia seguiu paralelamente o desenvolvimento científico da época. Só agora, com o desmoronar da rígida departamentalização da ciência médica, é que começam a apreciar-se as mais amplas conotações da alergia relativamente ao próprio processo vital. Vivemos numa era de síntese e estamos conseguindo visão da totalidade da natureza. Começamos a compreender que o fato isolado é uma ilusão semântica e só é verdadeiro no espírito do homem. Não há na natureza fenômeno limitado a si mesmo ou sem relações. Os fenômenos isolem dos e estudados pelo homem são parte integrante de uma unidade complexa e dinâmica. Os limites artificiais que erguemos entre física e química, entre o psicológico e o físico, entre o social e o indivíduo, entre matéria viva e não viva só existe em nosso cérebro. Têm-se publicado recentemente tratados científicos que relacionam entre si muitos desses aspectos aparentemente diversos da natureza. Com o tempo haveremos de encontrar um denominador comum. Já se realizaram trabalhos que mostram ser o denominador comum uma espécie particular de energia, podendo a variação na disposição do padrão básico de energia explicar a aparente especificidade dos diferentes aspectos da natureza. A diferença entre o chamado alérgico e o não-alérgico pode ser explicada exatamente nessa base. Embora no momento atual ainda não seja inteiramente dotada de sentido essa definição, já aponta ela numa certa direção e pode ser concebida de maneira larga. A teoria da variação do padrão básico de energia é certamente mais satisfatória do que a definição da diferença entre alérgico e não-alérgico por meio de palavras como «hereditariedade», «reatividade alterada» e «hipersensibilidade». Todas essas paredes representam muros atrás dos quais nos escondemos e além dos quais não podemos enxergar.

 Não deixa de encontrar oposição o progresso na concepção da alergia. São ainda muitos os que consideram a reação alérgica como resposta imunológica iniciada por proteína ou substâncias combinadas com proteínas.

Assim procedem a despeito de se haver demonstrado que a imunologia também não passa de um aspecto de rearranjo de energia conhecido como catálise e, portanto, um modo fundamental de enfrentar o meio.

A mais nova concepção da alergia indica, pois, uma nova e diferente espécie de tratamento dirigido contra a «reatividade alterada» das células. Tal tratamento lidaria especificamente com a energia celular e a manutenção dessa energia num nível que evita excessiva descarga e, pois, sintomas alérgicos. Mas isto é ainda algo para o futuro; neste momento um tal ataque direto em matéria de tratamento, embora mais do que racional, ainda se encontra em estado muito inicial de desenvolvimento.

Os sintomas alérgicos podem ser iniciados por qualquer aspecto do meio, substâncias materiais, forças não-materiais ou distorções emocionais. Estas manifestações podem localizar-se em qualquer tecido ou órgão. A doença em geral tem um componente alérgico; na verdade, muitos dos sintomas da doença específica são atribuíveis primariamente a resposta alérgica do organismo à doença. Poder-se-ia ajuntar que há prova crescente de se desenvolverem sintomas alérgicos contra hormônios. Uma pessoa pode reagir dessa maneira a suas próprias secreções glandulares, como as gonodais, pituitárias, tireóideas ou adrenais. Zondeck, um dos autores da prova de gravidez de Asheim-Zondeck, mostrou de maneira concludente que muitas mulheres que sofrem de sintomas menstruais, como dor de cabeça de tensão, e muitas outras que sofrem de sintomas rebeldes durante a menopausa, são alérgicas a suas próprias secreções ovarianas.

O problema de tratar o alérgico torna-se, pois, o de tratar o indivíduo como um todo. Isto é particularmente verdadeiro em relação às alergias mais complexas e crípticas. Não basta, entretanto, apenas aplaudir a ideia. É em casos de alergia complexa que o alergista, quando não presta atenção ao paciente como um todo, tende a perder-se na procura de algum misterioso fator x. Ao investigar qualquer caso em particular, buscando substâncias ofensivas responsáveis, o alergista deve ter em mente a personalidade e a imediata situação do paciente em relação ao trabalho, às relações interpessoais e aos seus anseios.

O melhor tratamento que se pode dar hoje consiste em evitar, em hipossensibilização, em psicoterapia, em cirurgia, quando indicada, e no alívio sintomático, inclusive uso de drogas e auxílios mecânicos. Essa terapêutica, associada a completa cooperação do paciente, pode produzir excelentes resultados numa grande percentagem de casos.

Aspecto atualmente muito mais amplo do problema da alergia é o da prevenção, ou pelo menos reconhecimento precoce e tratamento antes da instauração da incapacidade. No passado, o alérgico era tratado quando os sintomas apareciam, como também já aconteceu em certa época com as doenças contagiosas. Quando se levou em conta o aspecto sanitário das doenças contagiosas, muitas delas foram quase completamente eliminadas, ou pelo menos controladas. Assim, a difteria tornou-se doença rara, a febre tifoide praticamente não existe e a tuberculose é muito menos dominante.

A aplicação de medidas semelhantes às doenças alérgicas sem dúvida produziria resultados semelhantes. O problema seria, entretanto, mais complexo, dado o número muito maior de possíveis fatores causais em cada caso e a multidão de manifestações. É, todavia, possível imaginar um tal programa de prevenção e controle, desde que dirigido centralmente e criteriosamente realizado. Seriam necessários o seguinte tipo de organização e os seguintes pontos de concentração:

1. **Pesquisa organizada.** Pesquisa geral planejada e dirigida por um grupo central de alergistas de mérito, que assim substituiriam a pesquisa um tanto casual de hoje. A coordenação entre alergistas pesquisadores e outros especialistas médicos evitaria muitas repetições e redundâncias no trabalho de pesquisa. A pesquisa organizada está sendo planejada para substituir os pequenos focos de pesquisa espalhados por todo o país, cada um dos quais não passa de unidade apenas frouxamente ligada às demais, do ponto de vista do trabalho em andamento. Não é raro encontrar diversos grupos fazendo o mesmo trabalho, chegando às mesmas conclusões, necessitando a repetição do trabalho para esclarecimento.

2. **Educação em massa.** Para que as manifestações alérgicas sejam prontamente reconhecidas, é preciso utilizar uma porção de meios, como rádio, jornais, revistas, escolas, organizações trabalhistas.

3. **Erradicação dos ofensores comuns.**

a. Pólen de ervas daninhas. Não se mostraram muito eficazes os programas de erradicação em todo o país, por meio de pulverização de ervecidas. Para ter eficiência tal programa exige controle central e cooperação de todas as comunidades, o que só se pode obter mediante legislação adequada. A destruição de ervas daninhas foi posta numa base de voluntariado em Nova-Iorque. Deveria ter-se tornado compulsória.

b. Outros alérgenos na indústria. Na indústria moderna utilizam-se atualmente certas substâncias altamente alergênicas e responsáveis por muitos sintomas alérgicos. Uma delas é a parafenilenodiamina, base de muitos corantes. A pesquisa deveria concentrar-se na obtenção de substitutos não-alergênicos, devendo-se no entretempo desenvolver medidas de precaução para o manuseio de tais materiais. Já se tem feito isto em muitas indústrias com o objetivo de prevenir afeções e doenças profissionais específicas. Dever-se-iam desenvolver medidas especiais para evitar ou reduzir ao mínimo a sensibilização.

4. **Exame periódico.** Embora seja hoje relativamente comum o exame periódico para outras doenças, tendo sido introduzido em muitas indústrias e podendo ser ainda realizado em muitos serviços de saúde locais, assim como em escolas e em instituições de seguros, pouca atenção se tem dado ao problema das alergias. Seria do maior interesse para a indústria o exame alérgico, que permitiria afastar o operário excessivamente sensível a determinada matéria prima, ou mu- dá-lo de trabalho assim que se manifestassem o primeiro sinal de alergia de contato. Exames periódicos na escola permitiriam separar para tratamento precoce os estudantes que manifestassem os primeiros sintomas de alergia, ou para observação os que manifestassem qualquer sensibilidade inusitada.

Um tal plano de prevenção e controle, ao mesmo tempo que evitaria muito sofrimento, ensejaria mais eficiente tratamento e mais rápido desenvolvimento de modos de tratamento. Necessitaria a cooperação da medicina, da indústria e do governo. Pelos resultados obtidos no controle das doenças contagiosas e certas doenças profissionais, pode-se perceber que este é um plano factível. Temos muitas esperanças nele até que a ciência nos entregue um método eficiente de lidar direta e eficientemente com a «hiper-reatividade» celular.

Capítulo 20

A recente organização do "controle"

NOS ÚLTIMOS anos forjaram-se dois lados da figura triangular dentro da qual deve operar o controle alérgico. O Governo Federal estabeleceu, como parte dos National Institutes of Health, o National Institute of Allergy and Infectious Diseases. Pouco antes fundara-se a Allergy Foundation of America. Até agora a indústria não se moveu de maneira coerente para completar a estrutura necessária para o ataque frontal ao problema geral da alergia. Mas com as duas organizações mencionadas já em ação, há grande esperança de que em futuro não muito remoto se venham a fazer grandes progressos.

A Allergy Foundation of America foi fundada a 26 de março de 1953 por alergistas representativos de duas organizações alérgicas nacionais, a American Academy of Allergy e o American College of Allergists. É composta tanto de leigos quanto de médicos e tem por propósito, para citar-lhes as próprias palavras, «promover pela educação pública uma rigorosa compreensão dos problemas das doenças alérgicas; informar e educar a classe médica sobre os problemas da alergia; cooperar com as instituições médicas, os hospitais e outras organizações no desenvolvimento de facilidades para o tratamento e a prevenção das doenças alérgicas; e financiar facilidades para pesquisa no campo das doenças alérgicas...»

A fim de torná-los claros para o homem comum, a Allergy Foundation definiu em linguagem simples os sete setores de pesquisa atualmente mais importantes. Com pequenas alterações, acha-se representado esse programa pelo que se segue;

1. **Meios pelos quais as células do corpo são afetadas pelas reações antígeno-anticorpo.** Há muitas espécies diferentes de anticorpos. Algumas destroem ou neutralizam as ações de bactérias ou toxinas no sistema humano, assim ajudando a combater a infecção e manter a boa saúde.

Na pessoa «alérgica» certos anticorpos causam sensibilidade a substâncias ou substâncias normalmente inócuas. Quando a pessoa entra em contato com a substância a que é sensível, desenrola-se uma reação e os sintomas de alergia aparecem.

Qualquer que seja o antígeno, simples pólen ou droga complexa, sabemos que certas células do corpo de uma pessoa alérgica se tornam sensibilizadas. Como isto acontece, e por quê, não sabemos.

Algumas pessoas são sensíveis a muitas coisas e outras a nenhuma. Pelo estudo das células dos tecidos podemos também descobrir por que assim acontece.

Finalmente, o tratamento que acabará por controlar, deter ou prevenir as reações alérgicas, dependerá de profundo conhecimento das células atingidas.

2. **Meios de prevenir a formação de anticorpos.** A reação alérgica é causada pelo encontro do

anticorpo sensibilizador e do antígeno para o qual ele é específico. Se eliminado um ou outro deles, não haverá reação e não ocorrerá aquilo que se chama de alergia.

Seria impossível eliminar o número infinito de substâncias que agem como antígeno. Se fosse possível prevenir a formação de anticorpos sensibilizantes, a alergia poderia ser totalmente prevenida.

Torna-se necessária muita pesquisa nessa área.

3. **Metabolismo da histamina.** A histamina é substância geralmente armazenada sob forma inativa nos tecidos humanos. Quando injetada na pele, ela produz lesão semelhante à urticária. Os estudos microscópicos e químicos mostram que esta última é semelhante a uma reação alérgica. Nas reações alérgicas, como asma, febre do feno, urticária, a histamina ou substâncias semelhantes podem ser o agente responsável pelos sintomas. No choque alérgico, como na alergia à penicilina, ela pode ser libertada, causando reação violenta que pode mostrar-se fatal. É desconhecida a exata natureza dessas reações, sendo possível que um estudo minucioso do metabolismo da histamina lance luz sobre toda a questão da doença alérgica.

4. **Enzimas.** Tornou-se cada vez mais importante na medicina o estudo das enzimas. Estas são substâncias orgânicas que ajudam a completar as reações químicas no corpo, como as da digestão. A ação das enzimas parece ser a produção ou a destruição da sensibilização. Pode uma pessoa ser sensível a suas próprias enzimas.

Em qualquer caso, a relação entre enzimas e reações alérgicas representa importante área de pesquisa.

5. **Autossensibilização.** É a sensibilização do indivíduo a seus próprios tecidos. A possibilidade da

sensibilização alérgica às próprias enzimas da pessoa, ou aos seus próprios hormônios, é apenas um exemplo.

Outro exemplo de autossensibilização em ação é este: quando um homem sofre lesão do tecido de um olho, a degeneração deste logo começa. Então, por motivo ainda não conhecido, o outro filho também começa a degenerar. Talvez resulte isto da auto- sensibilização. Em tais casos, o filho doente é hoje prontamente removido antes que o processo atinja o filho normal.

Numerosas doenças do sangue, como a incapacidade de os órgãos formadores de sangue produzirem quantidade adequada de glóbulos brancos, a incapacidade de produção de agentes adequados à coagulação, e o sangramento excessivo dos tecidos, estão sendo estudadas do ponto de vista da possível interferência de fatores auto sensíveis. Semelhantemente, certas perturbações do fígado e certas condições do rim foram produzidas em animais pela sensibilização a extratos dos mesmos órgãos ou de outros.

As ramificações dessa área são inúmeras e reclamam investigação.

6. **Doenças do colágeno.** Há doenças degenerativas dos tecidos conetivos do corpo — os tecidos que mantêm nervos, artérias, músculos e todas as outras células do corpo em seus lugares. As doenças colágenas abrangem a lebre reumática, a artrite reumatoide e outras doenças menos conhecidas porém muitas vezes fatais, como a periarterite nodosa e o lupo eritema- toso. A esclerose múltipla talvez caia nesta categoria. Em todo o campo das doenças colágenas merece pesquisa o papel da alergia como fator. Também pode ser compensador o estudo das possíveis reações antígeno-anticorpo que se desenrolem nesses casos.

7. **Fatores psicofisiológicos.** Há muito se reconhece que as perturbações emocionais têm definido efeito sobre as células normais e anormais do corpo. Não se determinou, nem se estudou convenientemente, a extensão em que esses distúrbios afetam o processo de imunização natural ou ativa. Os distúrbios psicofisiológicos podem influenciar negativamente a reação antígeno- anticorpo em certas pessoas, estabelecendo assim um estado refratário ao tratamento. Impõe-se a investigação científica especialmente para determinar o papel dos fatores psicológicos nas doenças alérgicas, reconhecendo a Allergy Foundation of America a importância desse fator.

A relação entre a Allergy Foundation, as organizações cientificas de alergia, e o National Institute of Allergy and Infectious Diseases é cooperativa e cordial. O programa básico de pesquisas é planejado centralmente e, como antes se indicou, evitará duplicidades e desperdício de tempo, esforço e dinheiro.

O endereço da Fundação é 801 Second Avenue, New York, N. Y. Acha-se ela preparada para responder a muitas indagações. Em vista do objetivo de seu programa, a fundação deve empregar boa parte de seu tempo no levantamento de fundos. Agradece ela o apoio de todos.

Glossário (*)

ABRASÃO — Ação de raspar ou escoriar o revestimento externo de uma parte, como a camada superior da pele.

ACETILCOLINA — Substância segregada por várias partes do sistema nervoso, especialmente o parassimpático. É classificada como neuro-hormônio e age aumentando o calibre dos capilares.

ACTH — Abreviatura de hormônio adrenocorticotrópico. Hormônio derivado da glândula pituitária, cuja ação consiste em estimular a camada externa (córtex) da suprarrenal a segregar o seu próprio hormônio, cortisone.

ADJUNTO — Auxiliar, usado no sentido de ajudar outros remédios.

ADRENALINA — Substância segregada pela parte interna das glândulas adrenais e provavelmente pelo sistema nervoso simpático. Classificada como neuro-hormônio. Um de seus efeitos no corpo consiste em diminuir o diâmetro dos capilares.

(*) Suprimiram-se alguns termos que são óbvios para o leitor brasileiro (N. do T.)

ALERGENO — Toda substância, proteica ou não, capaz de induzir reação alérgica. O termo não se aplica a agentes não materiais, como as forças físicas ou emocionais.

AMINO-OXIDASE — Substância, produzida pelas células dos tecidos, que neutraliza a adrenalina.

ANAFILAXIA — Estado de hipersensibilidade induzido pela injeção de matéria estranha, proteica ou não. Comumente usada apenas com referência a animais de laboratório. A primeira injeção torna o animal hipersensível a uma injeção subsequente, que pode produzir reação quase fated (choque anafilático) ou fatal (morte anafilática).

A anafilaxia ativa é o estado de hipersensibilidade induzida após injeção de matéria estranha, pois o animal é assim estimulado à produção de anticorpos.

A anafilaxia passiva é a hipersensibilidade produzida pela injeção de sangue de um animal anafilático em outro sadio, tornando este último anafilático com os anticorpos do primeiro.

Anti-anafilaxla ou refratariedade existo quando um animal em estado de anafilaxia é injetado com a mesma matéria estranha que induziu esse estado, mas em quantidades não letais; segue-se período em que o animal não pode ser afetado pela matéria estranha, por maior que seja a dose dada.

ANAFILAXIA ATIVA — Veja Anafilaxia.

ANTE-PAROXISTICO — Estado que, na asma, precede o ataque evidente.

ANTI-ANAFILAXIA — Veja Anafilaxia.

ANTICORPO — Substância protetora específica produzida pelo organismo como reação a proteínas estranhas, ou substâncias estranhas semelhantes a proteínas, que são assim neutralizadas quando penetram no corpo. Os anticorpos variam de tipo conforme as substâncias que lhes estimulam a produção e só neutralizam estas substâncias. Por essa razão são tão variados como as substâncias que os provocam.

ANTICORPO, SUBSTANCIA DE BLOQUEIO, OU BLOQUEADOR — Anticorpo alérgico na corrente sanguínea, que evita a reação alérgica aderindo ao alérgeno, inativando-o e assim evitando sua combinação com o anticorpo alérgico preso às células dos tecidos. Esta é uma concepção teórica. Na prática, não há relação definida entre a concentração de anticorpo bloqueador e a ocorrência de sintomas.

ANTIGENO — Toda substância que, introduzida no corpo, estimula a produção de anticorpo.

ANT1PODA — Diametralmente oposto.

ANTRO — Nome dado ao seio maxilar, situado logo abaixo dos olhos. Também se diz antrum, plural antra.

ARTERIOLA — O menor vaso sanguíneo com as características de artéria. As arteríolas esvaziam-se em vasos ainda menores, chamados capilares.

ASFIXIA — Sufocação.

ATOPIA — Nome dado por A. F. Coca às formas de alergia que têm base hereditária e que também mostram a presença de reaginas.

AURA — Sensações peculiares que precedem o início dos ataques em certas doenças, como epilepsia e enxaqueca.

AXILA — Sovaco, cavidade que fica embaixo do ombro, na raiz do braço.

B

BIOCLIMATOLOGIA — Campo de estudo que trata das reações dos seres vivos a fatores climáticos.

BRONQUIOLO — A menor divisão da árvore brônquica; o tubo respiratório de menor calibre.

C

CAPILAR — A menor divisão do sistema vascular. Os capilares formam delicada trama através do corpo, têm paredes de espessura igual à de uma célula, recebem sangue pelas arteríolas que neles se resolvem, e lançam o seu sangue em pequeninas veias chamadas vênulas.

CASOS ABERTOS — Em particular, os pacientes com tuberculose dos pulmões em cujo escarro se encontra o micróbio da tuberculose.

CLINICO — Relativo à observação direta e ao tratamento de pacientes, e em contraposição ao teórico e ao experimental.

COLINESTERASE — Substância elaborada pelos tecidos que neutraliza a acetilcolina, neuro-hormônio segregado pelo sistema nervoso, particularmente o sistema parassimpático.

CONJUNTIVA — Revestimento das pálpebras, por dentro, e da esclerótica, ou branco, dos olhos.

CONJUNTIVITE — Inflamação da conjuntiva.

CONTATANTE — Substância que desperta reação alérgica pelo contato com a pele e às vezes com o tecido de revestimento internos das cavidades do corpo.

CONTRAÇÃO — Movimento que tende para reduzir as dimensões. O encurtamento de um músculo em resposta a um estímulo nervoso normal e o estreitamento do vaso sanguíneo são exemplos de movimentos de contração.

CORNEA — Parte transparente do globo ocular, que cobre a pupila e o diafragma colorido.

CORTICOSTEROIDES — Hormônios com uma estrutura química chamada «esteroide», produzidos pela camada externa ou córtex da glândula adrenal. A cortisone constitui exemplo.

CORTISONE — Hormônio adrenocortical produzido pela camada externa da glândula adrenal. Droga poderosa, usada em alergia.

CULTURA — Palavra usada aqui mais comumente no sentido de proliferação de micróbios, como bactérias, em meios nutritivos especialmente preparados.

D

DEBILIDADE — Falta ou perda de força.

DESSENSIBILIZAÇÃO — Processo de neutralização de um estado de sensibilidade. Realiza-se nos animais de laboratório sensibilizados ou anafiláticos por meio de repetidas injeções de antígeno específico. Esta palavra é erroneamente usada para a injeção dada a pessoas alérgicas como tratamento (veja hipossensibilização).

DILATAÇÃO — Alargamento além das dimensões normais. Aplica-se a vasos sanguíneos, significando relaxamento da tensão que os mantém dentro de certos limites de diâmetro.

DINAMICA — As várias forças e influências e sua relação umas com as outras nos processos da vida humana.

DISFUNÇÃO — Perturbação parcial, dificuldade ou anormalidade no funcionamento de um órgão.

DOSE DE CHOQUE — a dose de antígeno que, num animal anafilático, produz efeitos letais ou quase letais.

E

EDEMA ANGIONEUROTICO — Também chamado urticária gigante, ou doença de Quincke. Inchaço profuso da pele ou das membranas mucosas e dos tecidos imediatamente subjacentes.

EDEMA DE QUINCKE — Veja Angioneurótico.

EIXO CEREBRAL — A haste do encéfalo, não disposta em hemisférios como as outras partes do encéfalo — cerebelo é cérebro. Tudo o que resta do encéfalo quando se excluem o cérebro, o cerebelo e a substância branca relacionada com eles.

ENERGIA BIOLOGICA — A energia que serve de base a todos os processos e funções dos organismos vivos.

ENFISEMA — Refere-se a uma condição dos pulmões em que os alvéolos ficam muito distendidos, alguns rompendo-se.

dando como consequência a inutilização de certas partes do pulmão para a respiração.

EROSÃO — Desgaste de uma superfície. Também, área onde se verifica esse processo de desgaste das camadas superficiais de tecido.

ESCARRO — Matéria expelida da boca; saliva misturada com muco do nariz e das superfícies internas das faces. Na doença pulmonar pode encontrar-se ainda pus e sangue.

ESFINCTER — Músculo em forma de anel, que fecha um orifício natural.

ESTADO ASMATICO — Ataque extraordinariamente grave e demorado de asma.

EXACERBAR — Aumentar a gravidade de sintomas ou doença.

EXTRATO — Solução aquosa de uma substância que pode causar alergia. Usado para provas cutâneas e tratamento de condições alérgicas. Exemplos: extratos de tasneira, de pó, de maçã. Muitas vezes chamado incorretamente de vacina ou soro.

F

FENÔMENO — Medicamente, todo fato notório, todo sinal ou sintoma objetivo.

FISIOLÓGICO — Refere-se às funções do organismo vivo e de suas partes.

FOCO DE INFECÇÃO — Principal centro de uma infecção. Aqui usado para indicar uma fonte de micróbios que não produz necessariamente sintomas óbvios de infecção.

G

GASTRO-INTESTINAL — Relativo ao estômago e aos intestinos.

GLANDULAS ENDOCRINAS — Glândulas que segregam diretamente seus produtos dentro da corrente circulatória (sangue ou linfa). Também chamadas de glândulas de secreção interna. Exemplos: tireoide, glândula pineal, pituitária, adrenal.

GENÉTICA — Estudo da hereditariedade, ciência que trata da origem das características de um indivíduo.

H

HAPTENO — Antígeno parcial ou incompleto incapaz de estimular a produção de anticorpo, a não ser em pequena quantidade, exceto quando combinado com alguma outra substância, geralmente proteína.

HIPOALERGÊNICO — Que contém quantidade menor de substância produtora de alergia. Por exemplo, certos leites e cosméticos são anunciados como hipoalergênicos para indicar que sua composição foi alterada a fim de que o indivíduo médio alérgico ao leite ou cosmético tenha menos probabilidade de reagir a tais substâncias.

VENÇA A ALERGIA

HIPODÉRMICO — Debaixo da pele. O mesmo que subcutâneo.

HIPOSSENSIBILIZAÇÃO — Processo de diminuir a sensibilidade a vários agentes dando-se doses gradualmente maiores deles com intervalos regulares. Um dos meios de tratamento em alergia.

HIPÓTESE — Suposição que se toma como base de um raciocínio.

HISTAMINA — Substância, presente em forma inerte em todos os tecidos, que, quando libertada, age sobre o sistema nervoso vegetativo e também diretamente sobre os capilares, causando aumento de seu calibre. Sua libertação das células é induzida por certos processos normais do corpo e por várias formas de lesão, entre as quais a reação alérgica.

HORMÔNIO ADRENOCORTICOTROPICO — Veja ACTH.

I

IDIOPATICO — De causa desconhecida.

IMUNIDADE ATIVA — Veja Imunidade.

IMUNIDADE — Estado de resistência à doença microbiana devido a presença de quantidade adequada de anticorpo específico.

A imunidade ativa é produzida por injeção de antígeno (vacina, soro) ou por ataque de doença sobrepujado com êxito.

A imunidade passiva é o resultado da injeção do anticorpo contido no soro, derivado esse anticorpo de um animal de laboratório ou de outro ser humano.

IMUNOLOGIA — Ciência que trata da imunidade e de suas várias manifestações.

INFECTANTE — Agente infectuoso, geralmente micróbio, que desperta reação alérgica.

INFESTANTE — Agente, como vermes e outros parasitas grandes, que infesta o corpo e desperta reação alérgica.

IN GESTANTE — Substância que desperta reação alérgica quando ingerida, como alimentos, bebidas, remédios.

INALANTE — Substância que desperta reação alérgica quando inalada, como pólen, poeiras, caspa animal.

INIBIR — Deter ou restringir um processo.

INJETANTE — Substância que desperta reação alérgica quando injetada, como soro, vacina, picadas de insetos, picadas de animais, remédios.

INTRADÊRMICO — Situado ou aplicado dentro da pele.

L

LARINGE — A caixa da voz.

LESÃO — Qualquer rotura de um tecido.

LIQUIDO INTERSTICIAL — Líquido, de composição provavelmente igual ao plasma do sangue, que banha as células em todas as partes do corpo e age como intermediário entre as células e o sangue dos capilares.

M

MALIGNO — Que tende para tornar-se mau ou pior. Que tende para ameaçar a própria vida.

MEIO — Ou meio ambiente, tudo o que cerca e influencia a pessoa. Também as influências internas que agem sobre ela.

METABOLITO — Toda substância que resulta do processo vital total da célula ou dos tecidos.

MUCO — Secreção espessa e viscosa produzida pelas membranas mucosas, que ele umedece e protege.

VENÇA A ALERGIA

MUCOSA, OU MEMBRANA MUCOSA — Delgada camada de tecido que reveste as cavidades do corpo que se comunicam com o exterior.

MÚSCULO LISO — Tipo geral de músculo que se contrai involuntariamente, isto é, que não se acha sob controle de nossa vontade. Exemplos: músculos intestinais, da bexiga, dos vasos sanguíneos. Embora o coração não seja músculo liso, contrai-se involuntariamente.

N

NEURO-HORMÔNIO — Substância interna segregada pelo sistema nervoso ou por ele estimulada.

O

OFENSOR — Todo agente, material, físico ou psicológico, que provoca reação alérgica.

OUVIDO MÉDIO — Espaço atrás do tímpano, cruzado por uma cadeia de três ossículos que transmite as vibrações do tímpano ao órgão interno da audição.

P

PARASSIMPATICO (SISTEMA NERVOSO) — Parte do sistema nervoso vegetativo ou autônomo intimamente relacionada com o controle do tamanho dos pequenos vasos. A estimulação desse sistema nervoso tende para, entre outros efeitos, aumentar o calibre dos pequenos vasos.

PAROXÍSTICO — Termo usado para descrever moléstias cujos sintomas ocorrem em súbitos ataques.

PARAFENILENO DE AMINA — Substância química usada como base de muitos corantes.

PASSIVA, ANAFILAXIA — Veja Anafilaxia.

PASSIVA, IMUNIDADE — Veja Imunidade.

PASSIVA, SENSIBILIZAÇÃO — Veja Sensibilização.

PASSIVA, TRANSFERÊNCIA — Veja Transferência.

PATCH TEST — Prova feita por meio de uma abrasão leve da pele, sobre a qual se coloca pequena quantidade do suposto ofensor, selando-se a seguir o local e deixando-o assim por 24-48 horas. Usa-se principalmente para determinar os agentes ofensores responsáveis pela dermatite de contato.

PATOLOGIA — Entre outros sentidos, esta palavra tem o de condição produzida pela doença.

PERISTALTISMO — Movimento pelo qual o estômago e o intestino impelem o seu conteúdo.

PITUITRINA — Secreção interna da glândula pituitária. Entre seus vários efeitos figura o estreitamento dos pequenos vasos sanguíneos.

PÓLEN — Grânulos microscópicos que encerram os elementos fertilizantes, masculinos, das plantas.

POLINIZAÇÃO — Transferência do pólen para os elementos femininos das plantas, por várias maneiras, na natureza. Quando esse processo utiliza o vento, o pólen de uma planta específica pode tornar-se importante fator na produção de febre do feno.

PÓLIPO — Massa saliente de mucosa inchada, como acontece no nariz.

PRAUSNITZ-KÜSTNER — Veja Transferência Passiva.

PROFILAXIA — Tratamento preventivo, como na prevenção de doença por meio de vacinas.

PRURIGINOSO — Que coça ou comicha.

VENÇA A ALERGIA

PSICOTERAPIA — Tratamento por métodos psicológicos, como sugestão, persuasão, hipnose, psicanálise, reeducação e outros.

Q

QUERATITE — Inflamação da córnea, que é a membrana transparente do globo ocular, que cobre a pupila e o diafragma colorido.

QUINCKE — Veja Edema de Quincke.

R

REAÇAO GUTANEA — Termo usado para indicar o resultado de uma prova alérgica cutânea.

S

SEGMENTO — Pedaço que se retira ou delimita, realmente ou por linhas imaginárias.

SENSIBILIZAÇÃO ATIVA — Veja Sensibilização.

SENSIBILIZAÇÃO — Estado do organismo em que o indivíduo se torna ou é tornado hipersensível a algum agente, material, físico ou emocional, de modo que o futuro contato dele com o agente resulta em reação típica. Semelhante a anafilaxia.

A sensibilização ativa resulta de contato com o próprio agente ofensor.

A sensibilização passiva resulta quando o sangue ou o soro de um outro indivíduo sensibilizado é injetado num indivíduo normal, como na prova de transferência passiva.

SIMPÁTICO (SISTEMA NERVOSO) — A parte do sistema nervoso vegetativo que se encontra em constante equilíbrio com o sistema parassimpático e desempenha papel preponderante no controle do tamanho dos pequenos vasos. Quando excessivamente estimulado, os vasos tendem para contrair-se.

SINTOMAS — Toda alteração perceptível no corpo ou em suas funções, indicando doença, ou a espécie e as fases desta.

SISTEMA NERVOSO — Veja Vegetativo, Simpático, Parassimpático e Sistema Nervoso Central.

SISTEMA NERVOSO CENTRAL — A porção do sistema nervoso que controla ou propicia os atos e movimentos voluntários, os diversos sentidos e os processos mentais mais complexos.

SORO — Parte líquida do sangue, sem o elemento coagulante ou fibrina.

SUBCUTANEO — Embaixo da pele.

T

TECIDO DE CHOQUE — Tecido em que se desenrola a reação alérgica ou anafilática.

TECNOLOGIA — Ciência aplicada.

TENDÊNCIA FAMILIAR — Característica que ocorre em famílias, mas que não segue necessariamente as leis da hereditariedade.

TERAPÊUTICA ESPECÍFICA — Remédio especialmente indicado para uma doença ou um grupo de doenças em particular. Em alergia, consistem em evitar e em hipersensibilizar.

TONO — Grau normal de vigor e tensão. Nos capilares o tono resulta da tendência para contrair e relaxar.

TOXINA — Toda substância tóxica oriunda de micróbio, vegetal ou animal. É antígeno e, quando penetra no hospedeiro animal, induz a formação de antitoxina específica contra ela.

TRANSFERÊNCIA PASSIVA (PROVA DE PRAUSNITZ- KÜSTNER) — Método indireto de prova cutânea usado quando não é aconselhável submeter a prova o próprio paciente. Injeta-se o soro do paciente em diversos pontos da pele de um indivíduo que não mostre reação positiva quando submetido a prova diretamente. Após 48 horas, os lugares injetados com soro são submetidos a prova com diferentes alérgenos. Se o paciente é alérgico aos alérgenos, aparecem nesses lugares reações positivas. Tais reações ocorrem porque os anticorpos do soro do paciente se prendem à pele da pessoa.

TRAUMA — Lesão.

U

ÚLCERA — Tipo particular de ferida.

URTICÁRIA — Áreas elevadas e pruriginosas da pele, cercadas por zonas de vermelhidão. Podem aparecer também nas mucosas.

V

VACINA — Toda suspensão de micróbios mortos que, quando introduzida no organismo, produz imunidade ativa pela formação de anticorpos. (Nota do tradutor: os micróbios não têm de estar necessariamente mortos nas vacinas, podendo encontrar-se em forma atenuada).

VASCULAR — Relativo aos vasos sanguíneos ou cheio deles.

VEGETATIVO (SISTEMA NERVOSO) — O sistema nervoso que regula toda a atividade involuntária, como o movimento do intestino, o bater do coração, a secreção das glândulas. Acha-se intimamente associado a todos os processos abaixo do nível da consciência e serve de via para a expressão física dos instintos.

VÊNULA — A veia de menor calibre em que os capilares se abrem, despejando o seu sangue.

VIRULÊNCIA — Infectuosidade relativa de um micróbio ou sua capacidade de vencer as defesas do hospedeiro.

Impressão e Acabamento